四訂
フードスペシャリスト論［第7版］

（公社）日本フードスペシャリスト協会　編

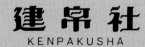
建帛社
KENPAKUSHA

まえがき

　わが国の食べ物は，戦後の食糧不足から半世紀の間に大きく変化し，飽食の時代を迎えた。これはもちろん，自然科学の進歩と経済の成長により，食品の生産技術の改善と，新しい加工食品の出現，流通機構の整備によるものである。とくに，食品の生産におけるバイオテクノロジーなどの栽培技術の進歩，遺伝子組換えによる品種改良，肥料・飼料のより効率化などは，近未来におけるわが国のみならず，人類の食糧確保のために，好むと好まざるとにかかわらず，次第に推進される事柄ではなかろうか。また，加工食品においても，インスタント食品，冷凍食品に代表される加工技術の革命が，今後も進むと思われる。

　一方，消費者は，これらの食品や加工食品を，生産から流通という，数々の段階を経て，手にする。すなわち，消費者はこれらの生産・流通には直接かかわりをもたず，スーパーや小売店で初めて商品として食品を目にし，購入するのである。そこで，流通・小売店が確かな食品を提供し，購入消費者に満足してもらうためには，食品の官能評価・鑑別を行う技術の専門職が重要である。また，レストランや食堂などにおける営業的食事行為（給食）をコーディネートする専門職も，消費者に快適な食事を提供するために求められる。これらの社会的要請にこたえて登場したのが，フードスペシャリストである。

　フードスペシャリストの養成・認定制度の起源は，1996（平成8）年，聖徳大学から始められた。これが全国的規模に発展したのは1998（平成10）年である。そして，その運営は日本フードスペシャリスト協会があたった。その間，大学・短期大学の参加校が相次いだ。そこで急きょ，専門委員会が構成され，認定校を決定するとともに，フードスペシャリスト課程のカリキュラムが編成され，認定試験科目が決定された。その

養成教科目に「フードスペシャリスト論」が必須科目として加えられた。これはフードスペシャリストの意義とその概要，さらにその活用を知るための科目である。その講義内容を示す必要性から，協会としての教科書をつくることになった。そこで1998（平成10）年，取り急ぎ専門委員にお願いして，日本フードスペシャリスト協会編『フードスペシャリスト論』を編さんし刊行した〔1998（平成10）年11月発行〕。

    1998 年11月

林　　淳　三

　その後，2002年3月に改訂版を，2007年3月に三訂版を刊行したが，これまではフードスペシャリストが学ぶ専門科目の概要を示すために，あえて各専門科目のダイジェストを取り込んだものであった。しかし，必然的に他科目との内容の重なりが生じ，資格認定試験の出題範囲が混乱するなどの問題が指摘された。また，三訂版発行以来5年以上が経過し，内容の更新が必要となり，四訂版刊行となった次第である。

　四訂版は，上記の混乱を避けるため，内容構成の見直しにまで踏み込み，かなり大幅な変更となった。第1章には従来のフードスペシャリストの概念に加え，その責務の項を設け，健康と快適な食生活，食育，健全な食産業ならびに地球環境への貢献等を組み入れた。加えて，本教科の構成を，他教科ではほとんど取り扱われていない，フードスペシャリストが具備すべき基本知識を付与することと定義し，再編を行った。

　その後「四訂」として版を重ね，その間の専門フードスペシャリスト資格の成立，認定試験の食品関連就業者への開放，また，JAS法その他の法令改正や食育推進基本計画の見直し，統計更新等，さらには不十分な記述を一部改めるなど，2021年には「四訂第7版」とした。読者諸兄のご批判を乞うものである。

    2021 年11月

責任編集者識

目　次

1　フードスペシャリストとは

1．食の専門職の現状 …………………………………………2
2．フードスペシャリストの概念 …………………………4
　　(1) 既存食品専門職（技術職・技能職）の活躍分野　*4*
　　(2) フードスペシャリストという専門職　*5*
3．フードスペシャリストの業務とその専門性 ……………6
　　(1) フードスペシャリストの業務　*6*
　　(2) フードスペシャリストと他の食の職業との違い　*7*
　　(3) フードスペシャリストの専門性の構成　*9*
4．フードスペシャリストの養成と資格 …………………9
5．専門フードスペシャリスト資格の成立 ……………12
6．専門フードスペシャリスト資格の食品関連企業
　　就業者への開放 ………………………………………13
7．フードスペシャリストの活躍分野 ……………………14
　　(1) 食品開発の分野　*14*
　　(2) 流通の分野　*14*
　　(3) 販売の分野　*16*
　　(4) 飲食の分野　*16*
　　(5) 食育活動　*16*
8．フードスペシャリストの責務 …………………………17
　　(1) 健康と快適な食生活への貢献　*17*
　　(2) 食育への貢献　*18*
　　(3) 健全な食産業への貢献　*21*
　　(4) 地球環境への貢献　*24*

2 人類と食物

1．人類の歩みと食物 ……………………………………… 28
(1) 人類の進化と食物 *28*
(2) 農耕牧畜時代 *29*
(3) 工業化時代(1750年) から現在 *34*

2．食品加工・保存技術史 ……………………………… 36
(1) 伝統的食品加工・保存技術の発展 *36*
(2) 近代的加工・保存技術の発展 *42*
(3) 現代的加工食品の発展 *43*

3 世界の食

1．食作法 ………………………………………………… 46
(1) 手食の文化 *47*
(2) 箸食の文化 *48*
(3) ナイフ・フォーク・スプーン食の文化 *49*

2．食の禁忌と忌避 ……………………………………… 50
(1) 宗教による禁忌 *51*
(2) 宗教以外の慣習等による忌避 *52*

3．世界各地の食事情 …………………………………… 53
(1) ヨーロッパ地域の食 *53*
(2) 東南アジア地域の食 *55*
(3) 中東(西アジア)地域の食 *56*
(4) 北アメリカ地域の食 *57*
(5) 中南米地域の食 *57*
(6) アフリカ地域の食 *58*
(7) その他の地域・民族の食 *59*

4 日本の食

1．日本食物史 ･･･ 62
  (1) 縄文時代 *62*   (2) 弥生時代 *63*
  (3) 古墳時代 *63*   (4) 飛鳥時代 *64*
  (5) 奈良時代 *64*   (6) 平安時代 *65*
  (7) 鎌倉時代 *65*   (8) 室町時代 *66*
  (9) 安土桃山時代 *66*   (10) 江戸時代 *67*
  (11) 明治・大正時代 *68* (12) 現　代 *71*
2．食の地域差 ･･ 71
  (1) 野菜類 *71*   (2) 調味料 *73*
  (3) 料　理 *75*   (4) その他 *78*

5 現代日本の食生活

1．戦後の食生活の変化 ････････････････････････････････････ 80
  (1) 欠乏から飽食へ－半世紀の推移 *80*
  (2) 産業構造と食行動の変化 *81*
2．食生活の現状と消費生活 ････････････････････････････････ 83
  (1) 現代日本の食生態 *83*
  (2) 健康問題と食生活 *87*
3．食生活の変化と食産業 ･･････････････････････････････････ 90
  (1) 食品産業の概要と変遷 *90*
  (2) 食生活と産業 *92*
4．食料の供給と食料自給率 ････････････････････････････････ 94
  (1) 食料自給率 *94*
  (2) 食料需給表 *95*
  (3) 都道府県別にみた食料自給率 *95*
  (4) 主要国の食料自給率 *96*
5．環境と食 ･･ 97
  (1) 稲作と微生物利用の発達 *97*

（2）地産地消　*98*
（3）フードマイレージ　*98*
（4）バーチャルウォーター　*99*
（5）スローフード運動の広がり　*99*
（6）食品ロス率　*100*
（7）食品リサイクル法　*102*

6　食品産業の役割

1．フードシステムと食品産業 ·································104
　（1）食品産業　*104*
　（2）フードシステム　*104*
　（3）食品産業の就業者数の推移　*106*
2．食品製造業の規模と動向 ·································107
　（1）食品製造業の市場規模 −「1割産業」−　*108*
　（2）食品製造業の規模の推移　*108*
　（3）食品製造業の近年の動向　*109*
3．食品製造業の目的と特徴 ·································109
　（1）食品の加工と付加価値　*109*
　（2）食品製造業の特徴　*110*
4．食品卸売業 ··111
　（1）流通の始まり　*111*
　（2）流通の機能　*111*
　（3）卸売市場の存在意義　*112*
　（4）日本の食の中心＝米　*113*
　（5）流通革命　*114*
5．食品小売業 ··115
　（1）食品流通業の社会的使命　*115*
　（2）食品小売業と生活　*115*
　（3）コンビニエンスストアの動向　*116*
　（4）食品市場とPB商品　*116*
　（5）食料品アクセス問題（食の砂漠）　*117*

(6) 流通(物流)システムの調和とロジスティクス　*117*

6．外食産業 ………………………………………………………**119**
(1) 外食産業の特徴　*119*
(2) 外食産業の市場規模　*119*
(3) 中食産業の動向　*121*
(4) 食の外部化比率　*121*

7　食品の品質規格と表示

1．食品の品質規格，表示にかかわる法律 ………………**124**
(1) 食品の品質とは　*124*
(2) 法体系の概要　*124*

2．JAS法による規格 ……………………………………**128**
(1) JAS制度の概要　*128*
(2) JAS規格制度　*129*

3．食品表示法による表示 ………………………………**135**
(1) 食品表示法　*135*
(2) 食品表示基準の策定　*136*
(3) 一般用食品の表示　*137*
(4) 食品添加物の表示　*149*
(5) 栄養成分に関する表示　*153*

4．健康や栄養に関する表示制度 ………………………**156**
(1) 特別用途食品　*156*
(2) 保健機能食品　*160*

5．その他の法令等による表示 …………………………**168**
(1) 不当景品類及び不当表示防止法（景品表示法）　*168*
(2) 計量法　*169*
(3) 米穀等の取引等に係る情報の記録及び産地情報の
伝達に関する法律（米トレーサビリティ法）　*170*
(4) 牛の個体識別のための情報の管理及び伝達に関す
る特別措置法（牛トレーサビリティ法）　*171*
(5) コーデックス(Codex)規格　*171*

8 食情報と消費者保護

1. 食情報の発信と受容………………………………174
　(1) メディアの意味　*174*
　(2) マスメディアによる情報　*174*
　(3) デジタルメディアによる情報　*174*
　(4) 食生活に影響を与えている情報源　*175*

2. 食情報の濫用：食情報の弊害……………………175
　(1) 食品偽装　*175*
　(2) フードファディズム　*176*
　(3) 風評被害　*177*

3. 食品の情報管理……………………………………178
　(1) 日本商品コード(JANコード)　*178*
　(2) トレーサビリティシステム　*179*
　(3) 農業生産工程管理(GAP)　*179*

4. 食品の安全…………………………………………180
　(1) 食品の「安全」と「安心」について　*180*
　(2) 食品が安全であるとは　*180*
　(3) リスクアナリシス　*181*
　(4) 食品安全基本法と食品安全委員会　*183*
　(5) 製造物責任法（PL法）　*184*

5. 消費者保護の制度…………………………………185
　(1) 消費者基本法　*185*
　(2) 消費者団体訴訟制度　*186*
　(3) 消費者庁と消費者委員会　*186*
　(4) 消費生活センターと国民生活センター　*188*

主要参考文献……………………………………………190
索　引……………………………………………………192

1 フードスペシャリストとは

★ **概要とねらい**

　働くことは生きることそのものであり，職業は自己の適性を生かし，その使命を自覚したものであれば，有意義な人生の最も有力な助けとなるものである。専門職はこれに適合する職業のひとつであろう。専門性は学理的知識と技術のもとに成立するが，単にそれらを習得するだけで，専門職に従事できるものではない。それらを裏打ちする，一定の公的資格があれば，職業としてそれらの知識や技術を使用する場合に，有利である。

　食の専門職資格は，この「フードスペシャリスト」資格が発足した1996(平成8)年当時，生産分野と栄養・調理分野には存在していたが，食品の開発・流通から販売・消費にいたる品質判定，コーディネート部分にはほとんど存在していなかった。その職域の空間を埋めるように成立したのが，フードスペシャリストである。その養成は認定された大学・短期大学で行われ，そのうえで，公益社団法人日本フードスペシャリスト協会の資格試験合格者に認定証が交付される。

　本章は，フードスペシャリストの概念，専門性および活躍の分野の概要を示し，次いでその責務について記述する。フードスペシャリストの責務の節では，フードスペシャリストが社会的な規範や法令を遵守しなければならないことを確認し，さらに食育などに積極的に貢献することを謳う。

1．食の専門職の現状

　近代の自然科学の進展の結果，食品の生産・加工の技術の進歩は著しいものがある。農業生産物では品種改良，栽培管理の工夫，土壌の改良，効率的な化学肥料や新しい農薬の開発などにより，生産量の増加が成し遂げられている。ことに，バイオテクノロジーなどの技術は，さらに高収量で嗜好性のすぐれた食品を市場に送っている。また，とかく内外の議論の対象となっている，遺伝子組換え作物は，驚異的な多収穫，栽培法の簡便性，成分組成の変更などが見込まれ，今後人体への安全性が確かめられれば，農業生産の場に大きな変革をもたらすであろう。水産物においても，天然物の捕獲のほか，養殖技術の進歩により，多くの魚介類が供給される一方，食品の二次産物である加工食品も，ロボット技術の応用，加工法や殺菌法などの技術革新により毎年何千種かの新食品が生まれている。もっとも，これら加工食品の市場はし烈を極め，生き残る製品は毎年十指に満たないといわれる。

　これらの食品生産には，多くの技術者がかかわっている。すなわち，企業はその生産性を高めるため，大学などから化学，農学，水産学，畜産学，農芸化学，食品工学，生物工学などを修めた卒業生を採用し，多くの専門職を養成している。わが国の食品に関する専門職は，以上のように原料食品または加工食品の生産に比重が置かれて存在してきた。これらの科学技術による計画，研究，設計，分析，試験，評価などを行う，またはこれらを指導する業務の専門職には，国家資格として**技術士**が存在する。しかし，この技術士は食品の生産・管理を目的とした専門職である。

　一方，食品の消費に近い段階における資格，または専門職に公認されているものとして，食品を調理する**調理師**，または**専門調理師**が存在する。また，食物を摂取して健康を保持・増進するためには，栄養指導する専門職として，**栄養士**，または**管理栄養士**がある。さらに，食品の衛生面を管理する職種として**食品衛生監視員**が，また菓子類では**製菓衛生師**などが，国が認めている資格で

表1-1　食べ物に関する各種資格

資　格	業　務（資格取得の根拠を含む）
技　術　士	技術士法に定められた国家試験合格者，食品の生産・管理の指導
栄　養　士	栄養士法による指定養成施設卒業者，栄養指導を行う者
管　理　栄　養　士	上記栄養士法に基づき，管理栄養士養成施設卒業者，または一定年限実務経験を重ねた者が，国家試験を受け合格した者。傷病者などを含めた高度な栄養指導者
調　理　師	調理師法により調理の業務に従事することのできる者，指定調理師養成施設卒業者，または一定の経験年数を経て試験を受けた合格者
専門調理師（調理技能士）	高度な技術をもつ調理師。6年間（養成施設卒業者，その他の者は8年間）の実務者が実技・学科試験を受け，合格した者
ふ　ぐ　調　理　師	ふぐの調理に必要な資格。各都道府県で試験実施
製　菓　衛　生　師	指定養成施設卒業者または実務経験者が各都道府県の試験を受ける
食　品　衛　生　監　視　員	指定された大学で食品衛生学を修め，公務員のなかで任命された者。保健所などで食品衛生を指導
ソ　ム　リ　エ	日本ソムリエ協会の認定試験合格者で，レストランなどでワインの選定・提供をする資格
フードスペシャリスト	日本フードスペシャリスト協会指定大学・短期大学で指定科目を履修し，認定試験に合格した者。流通・販売部門の食品鑑別，指導，レストラン・食堂のコーディネートなどを行う
フードコーディネーター	日本フードコーディネート協会により認定された者が食生活をコーディネートする

ある。これらの資格を取得するには，養成学校を卒業すれば取得できるもの（調理師，栄養士）と，管理栄養士，技術士などのように一定の資格試験に合格しなければ取得できないものがある。

　食べ物にかかわる各種資格と，その業務，資格取得法は，表1-1に示したとおりである。これらを技術職，技能職に分けると，次のようになる。

技術職　技術士，栄養士（管理栄養士を含む），**フードスペシャリスト**など

技能職　調理師（専門調理師，調理技能士を含む），ふぐ調理師，製菓衛生師，ソムリエなど

食品界におけるこれらの資格取得者は，食品の生産，加工，貯蔵，流通，販

売，消費の各分野で，それぞれの業務を行っている。しかし，食べ物専従者の資格は生産性の増大，品質，貯蔵性，嗜好性などの向上，健康増進，衛生管理などの必要性から生まれたもので，必ずしも系統的に整備されているとはいいがたい。その一方で，食べ物の供給，消費のシステムは年々複雑となり，正確な情報のもとに供給，販売，消費されることが困難になりつつある。新しい視野のもと，欠落している分野の食の専門職が期待されている。

2．フードスペシャリストの概念

（1）既存食品専門職（技術職・技能職）の活躍分野

　最近の食べ物の流通・消費量の増加とともに，生産から消費にいたる過程の多様化，とくに世界的規模の流通の発達がめざましい。これは，生産，加工，流通，販売，調理の技術進歩によるもので，それが食品の流れを複雑化させている。また，これらのそれぞれの過程には，いずれも多くの人々が介在しているが，これらに従事している人々は，それぞれの分野の最新機器やIT機器を駆使して，多くの仕事の能率の向上，単純化，省力化などを行っている。

　消費者はそれぞれが自己の嗜好性や栄養性，快適性などを充足すべく，より新鮮で，安全，安価なものを求めている。そこで供給側も，たえず新しい製品の開発や品質の改良を行い，たとえ遠隔地からでも品質の劣化しない輸送法を駆使して，顧客に好まれる良質の食品を迅速に提供する努力を重ねている。また最近は，食品の栄養的な役割（一次機能）やおいしさ（二次機能）のほか，健康維持・増進にかかわる機能成分（三次機能）を重視した食品開発（保健機能食品）にも力が注がれている。他方，食物消費の現場では，スーパーマーケットやコンビニエンスストアの商品陳列やレストラン，食堂のメニューや雰囲気づくりなど，顧客獲得のし烈な競争が日々くり広げられている。

　従来，食品の生産から消費までの流れには，図1-1に示した資格保持者がかかわっていた。これらの技術職，技能職の人々は，それぞれの担当分野で実

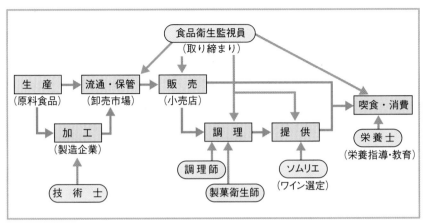

図1-1　フードスペシャリスト出現時の食の専門職

績を重ね，社会に貢献してきたが，各分野間では断続的である。流通から消費にいたる全体視野の専門有資格者の存在は見あたらない。食品の鮮度や品質の鑑別はもちろん，加工・流通の技術的な問題，栄養や保健機能，さらには食物提供におけるコーディネートにまで精通する有資格者が求められている。

（2）フードスペシャリストという専門職

　食品は生産または輸入された後，流通機構を通じて市場に流れる。そして，小売店・スーパーなどにより消費者の手に渡り，家庭で調理されて食される。一方，食品はレストラン，食堂などで調理され，料理として顧客に食べられている。この間の各段階における食の専門職は，まず食品加工や保存管理において，食品関係の技術士の指導を仰ぐことがあるかもしれない。また，レストラン，食堂などにおいては，主に調理師が料理をつくる。もう一つの食にかかわる専門職は栄養士であるが，栄養士の役割は，健康維持・増進のために食を通じた栄養管理をすることである。したがって，食品の開発・流通から消費にいたる分野で，食品そのものを調査し，官能評価・鑑別検査を行い，販売分野において販売者に食品の情報を提供し，専門家として教育に携わり，さらに消費

者に専門的知識で助言し，その購入に便宜をはかる。また，商品の不良な点や消費者側の意見や希望などを，製造企業に正しく伝えるなどといったことに対する公認された資格をもつ専門職が求められている。さらに，レストラン，食堂などの食空間，食器・食卓などの整備や，顧客への料理選択の助言など，食のコーディネートや食育活動をする専門の資格保持者の存在が望まれる。

　フードスペシャリストはこのような食品開発，製造から流通にいたる業務にも適格であるが，またさらに，小売市場の販売者や消費者に対して，高度な食の専門知識のもとで食商品の評価・鑑別を行い，指導助言，コーディネートする専門職である。すなわち，最近のように，人間の嗜好や栄養が多様化するなかで，販売者はどのような食品を店頭に並べ，顧客に説明するか，顧客はどのような食品を選び組み合わせて美味な食べ物をつくるか，どのようなレストランでどんな料理を食することで満足できる生活が送れるかなど，確かな専門職からアドバイスを受けることが期待されている。ことに，消費者に対し，高度に専門的な説明が求められることへの対応や，逆に消費者の要望を正確に把握し，食品企業における新商品の開発に生かすことができるなど，双方向の業務遂行能力を有する資格が期待されたのである。その期待にこたえて登場したのが，フードスペシャリストである。

3．フードスペシャリストの業務とその専門性

（1）フードスペシャリストの業務

　前述のように，フードスペシャリストは食品の開発・流通部門から消費部門にいたる過程で，食品の品質判定，食品の情報調査とその提供，食品知識の普及，教育，販売促進とサービス，料理店におけるコーディネートや指導，食育活動などを行う専門職である。これをその主な業務と目的について示すと，表1-2のようになる。

表1-2　フードスペシャリストの主な業務項目とその目的

業　務　項　目	目　　　的
① 食品の鮮度・熟度，官能検査，成分検査，微生物汚染検査など	品質判定
② 食品産業での加工食品の開発	商品開発
③ 食品の情報調査とその提供	広報活動
④ 食品の栄養価，機能性，安全性の知識普及	教　育
⑤ 食品の陳列，サービスに関する助言	販売促進とコーディネート
⑥ レストランにおける食べ物，食環境の調和を総合的に調節	食のコーディネート
⑦ 健康で快適な食生活の啓発と食育の普及	食育活動

（2）フードスペシャリストと他の食の職業との違い

　大学・短期大学などで，フードスペシャリスト養成課程以外でも食品についての学習が行われている。栄養士養成課程では，同じく食品や調理などの学科目で，よく似た学習が行われている。それでは，フードスペシャリストと栄養士では食に関する専門性にどのような違いがあるのであろうか。

　フードスペシャリストは食の本質が「おいしさ」,「楽しさ」,「もてなし」にあるという立脚点に立つ，食品，食物に関する専門職である。一方，栄養士は食べ物の知識はもつが，それは本来，食べ物に含有される栄養成分を摂取して，これが人体でどのように代謝・機能し，健康に役立つかを指導（栄養指導・教育）することを目的としている。すなわち，食べ物を健康維持に必要な栄養素供給源として位置づける立脚点に立っている。

　したがって，フードスペシャリストと栄養士では，食べ物分野では重なるが，それぞれの活動は次のように相違する内容をもっている。

フードスペシャリスト　食品の官能評価・鑑別・選定助言，コーディネート，マーケティング，新製品の開発など

栄養士（管理栄養士）　栄養指導・教育，給食経営管理，栄養評価など

　これを図示すると，図1-2のようになる。食の専門職としての大きな相違

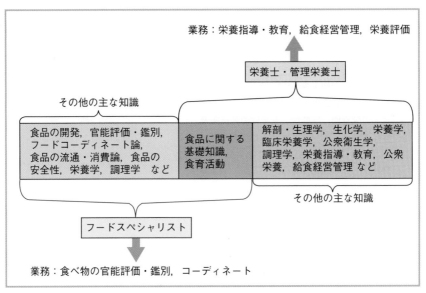

業務：栄養指導・教育，給食経営管理，栄養評価

栄養士・管理栄養士

その他の主な知識

食品の開発，官能評価・鑑別，フードコーディネート論，食品の流通・消費論，食品の安全性，栄養学，調理学 など	食品に関する基礎知識，食育活動	解剖・生理学，生化学，栄養学，臨床栄養学，公衆衛生学，調理学，栄養指導・教育，公衆栄養，給食経営管理 など

その他の主な知識

フードスペシャリスト

業務：食べ物の官能評価・鑑別，コーディネート

図1-2　フードスペシャリストと栄養士との知識・業務の相違

はフードスペシャリストは食品を評価・鑑別する技術やマーケティングやコーディネートの知識をもつことである。それに対し，栄養士は栄養の知識をもとに栄養指導・教育する指導職であり，直接食品・食物に対する技術の修得を目的としない。ただし，食育活動を行うなどの両者が共通している面もある。栄養士・管理栄養士がフードスペシャリストの資格を得れば，食べ物のより深く広い知識をもつことになり，その専門性を強化できるのではなかろうか。

　次に，フードスペシャリストと調理師の違いはどこにあるのであろうか。調理師は食品を調理し，美味な料理を提供する技をもつ。その技は芸術的ともいわれている。もちろん，材料食品の選定とその仕入れにも調理師が携わる。しかし，食品を選ぶ場合，経験や勘によるのが普通である。

　一方，フードスペシャリストは，食品の流通販売段階から科学的根拠により識別する。また，レストランや食堂の食空間・食卓・食器などをコーディネートして，顧客に快適な食事を提供する。いかにおいしい料理でも，食欲をそそる雰囲気をかもすよう努力することが大切なことはいうまでもない。

（3）フードスペシャリストの専門性の構成

　どのような専門性をもつ職業でも，いろいろな分野の知識が集められ，やがて年月とともにこれらが融合して専門職となるものである。これはあたかも家を建てる場合に，木材，石，セメント，砂，釘，レンガなど材料は別々であるが，これを組み合わせて初めて家ができ上がるようなものである[2]。何々学という学問が新たに成立するのも同じような方法による。

　フードスペシャリストは，食べ物の知識を軸にして，これに食品の官能評価・鑑別検査と，フードコーディネートの技術が支え，さらに食品流通・消費やマーケティングの知識，食品の安全性，調理学，栄養と健康の知識・技術が加わり，専門性が成立したものである。

　これを示すと図1-3のようである。

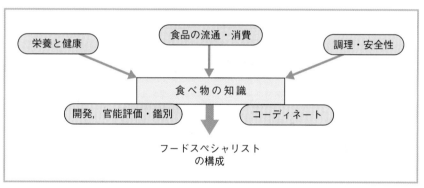

図1-3　フードスペシャリストの専門性の構成

4．フードスペシャリストの養成と資格

　フードスペシャリストは食品の開発および流通・販売分野における食べ物に関する専門職である。したがって，食品の品質判別や情報提供など，食品の消費・供給双方にあって，食べ物についてのプロでなければならない。「食」に関する総合的・体系的な知識・技術を身につけ，豊かで安全かつバランスのと

れた「食」を消費者に提案できる力をもつ「食」の専門職，それがフードスペシャリストである。さらに，レストラン，ホテルなどで，快適な食事が提供できるよう，料理・メニュー・食卓・食器・食空間を含めたコーディネートを行う専門職である。また，食育活動もフードスペシャリストの得意な分野である。

フードスペシャリストの養成は，公益社団法人日本フードスペシャリスト協会により，これらの教育にかなう教授陣，教育課程，施設設備などを整えていると認められた大学・短期大学の養成校で行われる。フードスペシャリストをめざす者は，養成校において協会が認定した教育課程を履修し，単位を取得しなければならない。その指定科目（必修科目）と単位を表1-3に示す。なお，各養成校が設置している選択科目がある場合，その履修は任意であるが，すすんで学び，自己の専門性を深めることが望ましい。

表1-3　フードスペシャリスト養成課程

必 修 科 目	単位	内　　容
フードスペシャリスト論	講義2単位以上	フードスペシャリストの意義とその概要
食品の官能評価・鑑別論	演習2単位以上	統計処理を含め，具体的な官能評価法，鑑別法を概説
食物学に関する科目	講義4単位以上 実験1単位以上	食物学の基礎知識と食材料，食品商品学を含め，実験を行う
食品の安全性に関する科目	講義2単位以上	食品衛生，食中毒，有害生物，食品添加物，水質などの知識
調理学に関する科目	講義2単位以上 実習2単位以上	献立・美味学，調理操作など調理科学を含む調理学の講義と実習
栄養と健康に関する科目	講義2単位以上	食品含有栄養成分が栄養・健康に及ぼす知識のほか，食品機能の知識
食品流通・消費に関する科目	講義または 演習2単位以上	マーケティングリサーチを含め，食品の流通，消費についての知識と演習
フードコーディネート論	講義または 演習2単位以上	食生活における食料・食器・食空間・食事マナーなどのコーディネート
選 択 科 目		
フードコーディネートや食品の品質判定をさらに深く学ぶ科目設定	自由選択	

フードスペシャリストの専門性を究めるに適するものとしては，次のような主要な3方向がある。

① 　新しい加工食品の開発
② 　食品の官能評価，鑑別検査（食品の鮮度・熟度，成分分析，品質評価）
③ 　食のコーディネート

　このうちのどれかの分野について，なお学究を深めれば，権威ある専門職の域に近づくものと信じられる。

　フードスペシャリストの資格取得は，各養成校においてフードスペシャリスト養成課程の必修科目を取得した後，毎年12月に実施されている全国一斉の認定試験を受験し，合格しなければならない。試験は在学の大学・短期大学で行われるが，合否は日本フードスペシャリスト協会で審議のうえ決定される。なお，養成校において必修科目を取得し卒業したものが，卒業後受験する場合，協会に相談のうえ，出身校以外の会場で受験することも可能である。フードスペシャリスト資格認定証は，在学中に合格したものは卒業時に，それ以外のものは当該年度末までに交付される。

　このように，教員免許状や保育士資格，栄養士免許証と異なり，在学校での単位取得だけではフードスペシャリスト資格は得られない。また，フードスペシャリスト認定試験に合格しても，在学の大学・短期大学を卒業しなければ，資格証は取得できない。図1－4にフードスペシャリスト資格取得方法を示す。

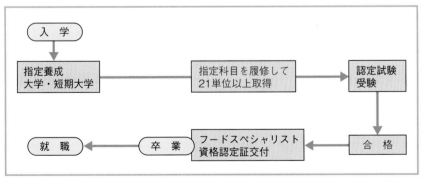

図1-4　フードスペシャリストの資格取得方法

5. 専門フードスペシャリスト資格の成立

　フードスペシャリスト資格は総合的で体系的な食の知識，技術を身につけることが求められている。しかし，範囲が広いため，その知識や技術は必ずしもすべての分野で高い専門性の域には到達していないとの指摘がある。また，これまでの資格試験では，問題数の制限もあり，高い専門性を有しているか判断するには不十分であると考えられた。

　すべての分野で高い専門性を身につけるためには，さらなるカリキュラムの充実と，学習時間が必要となる。また，資格試験のより一層の充実が不可欠であると判断されたのである。しかし，フードスペシャリスト養成校に，必修単位の増加による専門性の深化を図ることは，授業時間数などの制限より，現実的には困難である。そのため，専門性の方向を限定して範囲を狭くすることで，受験生や養成校の負担を緩和し，なおかつ専門性や実用性の高い新資格制度が提案されたのである。それが，「専門フードスペシャリスト（食品開発）資格」と「専門フードスペシャリスト（食品流通・サービス）資格」である。

　専門フードスペシャリスト（食品開発）資格は，食品の新商品開発や品質管理，貯蔵，流通などに役立つ知識や技術の保持を試すものである。また，**専門フードスペシャリスト（食品流通・サービス）**資格は食商品の流通や販売，外食産業におけるコーディネーションなどの知識や技術を試す資格である。

　これらの新資格を取得できるものはフードスペシャリスト資格を取得しているものに限られ，さらに，専門フードスペシャリスト資格認定試験に合格しなければならない（表1-4）。ただし，フードスペシャリスト資格認定試験を受験するものが，同日後半に行われる専門フードスペシャリスト資格認定試験のいずれかを見なし受験することは可能である。しかし，この場合，フードスペシャリスト資格認定試験不合格者は，成績のいかんにかかわらず，専門フードスペシャリスト資格認定試験は不合格となる。

　専門フードスペシャリスト資格の取得には，養成においての新しい指定科目

表1-4 フードスペシャリスト資格試験科目

出題科目		フードスペシャリスト資格認定試験	専門フードスペシャリスト資格認定試験	
			「食品開発」	「食品流通・サービス」
共通科目	フードスペシャリスト論	6	6	
	食品の官能評価・鑑別論	9	9	
	食品の安全に関する科目	8	8	
	栄養と健康に関する科目	7	7	
	小計	30	30	
専門選択科目	食物学に関する科目	9	25	―
	調理学に関する科目	7	5	10
	食品流通・消費に関する科目	7	―	10
	フードコーディネート論	7	―	10
	小計	30	30	30
合計		60	60	60
試験時間		80分　9：30〜10：50	80分　11：10〜12：30	

は設定されていない。しかし，各養成校においては選択科目の拡充などでその専門性の深化を図る対策がなされると期待される。また，受験者にはより一層の勉学や技術習得の努力が求められることとなる。

　このように，専門フードスペシャリスト資格は，フードスペシャリスト資格を取得済みまたは取得見込みの方がチャレンジする専門性や実用性をより高めた資格であり，2014（平成26）年度資格試験より実施されている。

6．専門フードスペシャリスト資格の食品関連企業就業者への開放

　食品関連企業とは，消費者に対し多種多様な食を提供するための産業を構成している事業体である。フードスペシャリスト資格がこのような企業にとって有効であるとの認識を浸透させ，資格の知名度の向上が重要となる。
　食品関連企業に就業している者は，その学歴や経験などの積み重ねによりフードスペシャリスト資格取得者と同等の知識や技能を具備していると認められ

表 1-5 受験資格が認められる食品関連就業者業務内容

①製造・調理・加工	②営業	③販売	④マーケティング ⑤バイヤー
⑥営業計画	⑦販売企画	⑧研究・開発	⑨生産管理 ⑩品質管理
⑪設備管理	⑫店舗開発	⑬ホール担当	⑭物流 ⑮広報

表 1-6 受験資格が認められる勤務年数（累計）

1	大学院修了者	2年以上
2	大学卒業者	2年以上
3	短期大学卒業者	4年以上
4	高等専門学校卒業者	4年以上
5	その他	5年以上

る。そこで，食品関連企業において以下の職種と同等の業務（表1-5）に就業しているもので，その勤務年数が表1-6に達しているものについて，専門フードスペシャリスト資格試験の受験資格が与えられることとなった。

7．フードスペシャリストの活躍分野

　フードスペシャリストは，その専門性を駆使して食品の開発，流通から消費の分野まで活躍が期待される。具体的な職域は以下のようである（図1-5）。

（1）食品開発の分野

① 　新しい加工食品などの開発を行う。

② 　新製品の開発のための調査，マーケティング分野での活動を行う。

③ 　製品の品質管理を行う。

（2）流通の分野（卸売店，卸売市場など）

① 　食品の需給調査，情報収集を行う。

② 　食品の品質調査（鮮度・熟度検査，官能評価・成分検査など）を行う。

③ 　食品の衛生管理を行い，保管方法における助言を行う。

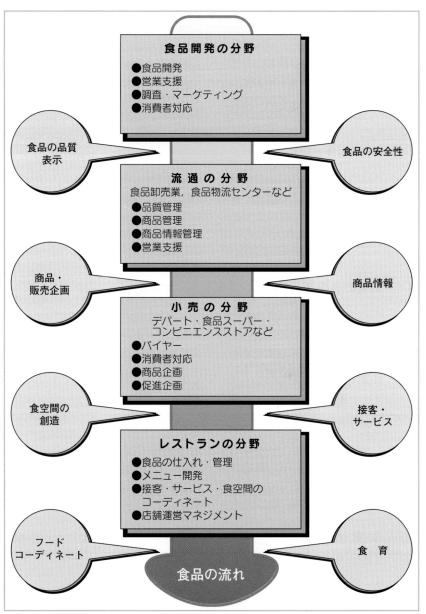

食品開発の分野

- ●食品開発
- ●営業支援
- ●調査・マーケティング
- ●消費者対応

食品の品質表示

食品の安全性

流通の分野
食品卸売業，食品物流センターなど

- ●品質管理
- ●商品管理
- ●商品情報管理
- ●営業支援

商品・販売企画

商品情報

小売の分野
デパート・食品スーパー・
コンビニエンスストアなど

- ●バイヤー
- ●消費者対応
- ●商品企画
- ●促進企画

食空間の創造

接客・サービス

レストランの分野

- ●食品の仕入れ・管理
- ●メニュー開発
- ●接客・サービス・食空間の
  コーディネート
- ●店舗運営マネジメント

フードコーディネート

食育

食品の流れ

図1-5　フードスペシャリストの活躍が期待される職域の広がり

（3）販売の分野（デパート，スーパーマーケット，コンビニエンスストアなど）

1）販売員を対象として

① 食品の流通状態と品質に関する情報を提供する。

② 食べ物の衛生管理とその陳列につき助言する。

③ 食品の栄養価，機能性，嗜好性，安全性を科学的な根拠に基づいて教育する。

2）顧客を対象として

① 食品の種類・品質の選定助言と，栄養や機能，安全性につき説明する。

② 顧客のニーズに合わせた，当該食品に適する調理法や，献立などについて助言をする。

③ 食品商品のクレームを処理する。

（4）飲食の分野（ホテル，レストラン，食堂など）

① 調理担当者に対し，新しい調理システム，メニュープランニング，食器の選定などを助言し，メニュー表をレイアウトする。

② 来客の飲食嗜好を聞き，料理の注文や選定を助言する。

③ 食空間・食環境を整備し，テーブルセッティングや料理のでき上がりのタイミングなどに配慮して，お客に快適な食事を提供する。

④ お客の希望によりテーブルマナーの指導を行う。

⑤ 従業員にサービスや食品材料の科学的知識や料理の歴史的伝承などの教育を行う。

⑥ 以上，飲食店を総体的にコーディネートする。

（5）食 育 活 動

① 健康で快適な食生活を啓発する。

② 広く国民に食育の普及を行う。

8．フードスペシャリストの責務

　フードスペシャリストは食品の開発，流通，販売，飲食業から消費の分野まで，食産業の広範な分野で活躍が期待されている。そこには当然果たさなければならない責務があり，役割がある。

　2015年9月，国連で「持続可能な開発サミット」が開催され，「我々の世界を変革する：持続可能な開発のための2030アジェンダ」が採択され，進むべき方向への道標として17の目標と169のターゲットからなる「持続可能な開発目標（**SDGs**：sustainable development goals）が掲げられている。フードスペシャリストの活動は，これらの目標のいくつかと密接に関連し，いくつものターゲットに直接働きかける，SDGs実現に大きな貢献が期待されるものである。

（1）健康と快適な食生活への貢献

　健康と快適な食生活にとって最も重要なことのひとつは，**食の安全・安心**を守るということである。フードスペシャリストはその活動分野のあらゆるところで，食品の鮮度や衛生管理などについての知識や技術に基づいて，食の安全確保に努める責務がある。また，企業においてはもちろんのこと，個人的な活動においても**コンプライアンス**（法令遵守）に努めなくてはならない。不注意や衛生の軽視による食中毒事故や，表示などでの偽装は，人々の食の安全・安心を著しく脅かすばかりでなく，犯罪となり，ひいてはその企業や個人の存立までも危うくするものである。何にも増して食の安全を守るという倫理観が必要とされるのである。また，このためにはフードスペシャリストは不断にその知識や技術を研鑽しなければならない。たとえば，コンプライアンスのためには，非常に複雑で常に改正の行われる，**食品関係の法令や表示の制度**などについて熟知している必要がある。

1）健康への貢献

　フードスペシャリストは栄養の指導を業とするものではないが，食物やその

栄養についての知識をもとに、**食生活指針**や**食事バランスガイド**などに基づいた、健康的な食生活の普及・啓発に積極的に参加することが求められる。

2）快適な食生活への貢献

食生活の快適さは求める食物が品質よく供給され、安らぎのある快適な空間で喫食されることが基本である。フードスペシャリストはこの過程の全領域に関係しうるものであり、各自が参画する分野での最善を尽くす責務がある。

（2）食育への貢献

1）現在の日本の食の問題点と食育の推進

現在の日本の食については、以下のような問題点が指摘されている。

- ●食に感謝し、大切にする心の欠如
- ●伝統的な食文化の衰退
- ●食習慣の変化
- ●偏った栄養による、中高年の肥満や若い女性の過度な「やせ」、生活習慣病の増加
- ●食の海外依存の増加による、食料自給率の低下
- ●食べ残しや食品の廃棄の増加
- ●食の安全上の問題の発生

これらの問題を克服し、国民が健全な心身を培い、豊かな人間性を育む食育を推進するため、2005（平成17）年**食育基本法**が制定された。この法律の前文には、食育は知育、徳育、体育の基礎となるものであり、さまざまな経験を通じて「食」に関する知識と「食」を選択する力を習得し、健康な食生活を実践することができる人間を育てること、と説明されている。

食育の推進にあたっては、国、地方公共団体、教育関係者等および農林漁業者等（農林漁業者および農林漁業に関する団体）、食品関連事業者等ならびに国民はそれぞれに課せられた責務を果たし、食育の推進に寄与しなければならない。このため、**食育基本法**に基づき、当初は**内閣府**に、2016（平成28）年度の食育基本法の改正後は**農林水産省**に**食育推進会議**が設置されている。「食育推進会

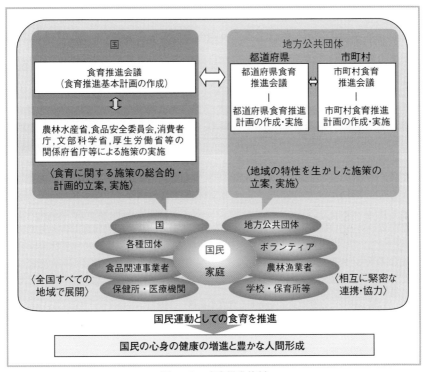

図1-6　食育推進体制

（農林水産省　令和2年度　食育白書）

議」は，**食育推進基本計画**を作成し，その実施を推進するとともに，食育の推進に関する重要な事項について審議するものである。2006（平成18）年3月に2010（平成22）年度までの**第1次「食育推進基本計画」**が決定された。「食育推進基本計画」は5年ごとに改定され，現在2021（令和3）年度より2025（令和7）年度までの**第4次「食育推進基本計画」**が施行されている。また，これらの取り組みの中心的な催事として，毎年6月を**食育月間**，毎月の19日を**食育の日**と定め，各地で多彩な食育推進活動が催されている。

2）食育推進基本計画

食育推進会議により策定された**食育推進基本計画**は，食育の推進に関する施

策の総合的かつ計画的な推進を図るために必要な，基本的事項を定めるとともに，都道府県および市町村食育推進計画の基本となるものである。内容は次の4段よりなっており，これは第1次から第4次にわたり変更されていない。

1．食育の推進に関する施策についての基本的な方針

2．食育の推進の目標に関する事項

3．食育の総合的な促進に関する事項

4．食育の推進に関する施策を総合的かつ計画的に推進するために必要な事項

第4次食育推進基本計画では，従来よりの食をめぐる現状や課題に対処するとともに，2015年9月の国連サミットで採択された国際開発目標である「持続可能な開発のための2030アジェンダ」での「持続可能な開発目標（SDGs：sustainable development goals)」の考え方をふまえることと，ICT（情報通信技術）や社会のデジタル化の進展に対応した基本方針に更新された。

1．**重点事項**

（1）生涯を通じた心身の健康を支える食育の推進

　・子供の基本的な生活習慣の形成

　・学校，保育所等における食育の推進

　・健康寿命の延伸につながる食育の推進

　・貧困等の状況にある子供に対する食育の推進

（2）持続可能な食を支える食育の推進

【食と環境の調和：環境の環（わ）】

【農林水産業や農山漁村を支える多様な主体とのつながりの深化：人の輪（わ）】

【日本の伝統的な和食文化の保護・継承：和食文化の和（わ）】

　これらの持続可能な食に必要な，環境の環（わ），人の輪（わ），和食文化の和（わ）の3つの「わ」を支える食育を推進する。

（3）「新たな日常」やデジタル化に対応した食育の推進

2．**基本的な取り組み方針**

（1）国民の心身の健康の増進と豊かな人間形成

（2）食に関する感謝の念と理解

（3）食育推進運動の展開

（4）子供の食育における保護者，教育関係者等の役割

（5）食に関する体験活動と食育推進活動の実践

（6）我が国の伝統的な食文化，環境と調和した生産等への配慮及び農山漁村の活性化と食料自給率の向上への貢献

（7）食品の安全性の確保等における食育の役割

【食育の推進の目標に関する事項】

　食育を国民運動として推進するため，これにふさわしい定量的な目標を掲げ，その達成を目指して基本計画に基づく取組を推進するためのものである。第4次食育推進基本計画では16の目標（24項目）が定められている（表1‐7）。

【食育の総合的な促進に関する事項】

　第3次食育推進基本計画の「食育の総合的な促進に関する事項」は国の取り組むべき基本施策として次の7項を掲げ，地方公共団体等もその推進に努めることとされている（表1‐8）。

【食育の推進に関する施策を総合的かつ計画的に推進するために必要な事項】

　上記に加えて，食育の推進に関する施策を総合的かつ計画的に推進するために必要な事項として，①多様な関係者の連携・協働の強化，②地方公共団体による推進計画の作成等とこれに基づく施策の促進，③積極的な情報提供と国民の意見等の把握，④推進状況の把握と効果等の評価及び財政措置の効率的・重点的運用，⑤基本計画の見直しの5項目が定められている。

3）フードスペシャリストの責務

　フードスペシャリストは食の専門家として，食育推進の多くの分野において指導的な役割を果たす能力を有するものであり，またその責務を負うものである。これには職業人としてのかかわり以外にも，個人的なボランティア活動などにおいても積極的に参加することが求められる。

（3）健全な食産業への貢献

　安全で高品質な食料品を生産，供給する食産業の，食生活に対する貢献は計り知れないほどである。しかしながら，ひとたびこれらが誤った行為を行うと，大規模な食中毒事件や犯罪行為となる表示の偽装，環境汚染など，直接人々の健康や生活を脅かす事態を発生させる。また，それにとどまらず，食に対する安心や信頼感の喪失を招き，社会不安を呼び起こすなどの，甚大な影響を及ぼす問題となる。ひいては，その企業の存立も脅かす結果を招くものでもある。企業は利益を追求することが本分ではあるが，食の安全・安心を守ることは，

表1-7　食育の推進の目標

	目標	現状値（2年度）	目標値（7年度）
1	食育に関心を持っている国民を増やす ①食育に関心を持っている国民の割合	83.2%	90%以上
2	朝食又は夕食を家族と一緒に食べる「共食」の回数を増やす ②朝食又は夕食を家族と一緒に食べる「共食」の回数	週9.6回	週11回以上
3	地域等で共食したいと思う人が共食する割合を増やす ③地域等で共食したいと思う人が共食する割合	70.7%	75%以上
4	朝食を欠食する子供の割合を減らす ④朝食を欠食する子供の割合	4.6%	0%
5	朝食を欠食する若い世代を減らす ⑤朝食を欠食する若い世代の割合	21.5%	15%以下
6	栄養教諭による地場産物を活用した取組等の回数を増やす ⑥栄養教諭による地場産物に係る食に関する指導の平均取組回数	月9.1回	月12回以上
	⑦学校給食における地場産物を使用する割合（金額ベース）を現状値（令和元年度）から維持・向上した都道府県の割合	—	90%以上
	⑧学校給食における国産食材を使用する割合（金額ベース）を現状値（令和元年度）から維持・向上した都道府県の割合	—	90%以上
7	栄養バランスに配慮した食生活を実践する国民を増やす ⑨主食・主菜・副菜を組み合わせた食事を1日2回以上ほぼ毎日食べている国民の割合	36.4%	50%以上
	⑩主食・主菜・副菜を組み合わせた食事を1日2回以上ほぼ毎日食べている若い世代の割合	27.4%	40%以上
	⑪1日当たりの食塩摂取量の平均値	10.1g	8g以下
	⑫1日当たりの野菜摂取量の平均値	280.5g	350g以上
	⑬1日当たりの果物摂取量100g未満の者の割合	61.6%	30%以下
7	生活習慣病の予防や改善のために、ふだんから適正体重の維持や減塩等に気をつけた食生活を実践する国民を増やす ⑭ふだんから適正体重の維持や減塩等に気をつけた食生活を実践する国民の割合	64.3%	75%以上
8	ゆっくりよく噛んで食べる国民を増やす ⑮ゆっくりよく噛んで食べる国民の割合	47.3%	55%以上
9	食育の推進に関わるボランティアの数を増やす ⑯食育の推進に関わるボランティア団体等において活動している国民の数	36.2万人	37万人以上
10	農林漁業体験を経験した国民（世帯）の割合	65.7%	70%以上
11	産地や生産者を意識して農林水産物・食品を選ぶ国民を増やす ⑱産地や生産者を意識して農林水産物・食品を選ぶ国民の割合	73.5%	80%以上
12	環境に配慮した農林水産物・食品を選ぶ国民を増やす ⑲環境に配慮した農林水産物・食品を選ぶ国民の割合	67.1%	75%以上
13	食品ロス削減のために何らかの行動をしている国民を増やす ⑳食品ロス削減のために何らかの行動をしている国民の割合	76.5%	80%以上
14	地域や家庭で受け継がれてきた伝統的な料理や作法等を継承し、伝えている国民を増やす ㉑地域や家庭で受け継がれてきた伝統的な料理や作法等を継承し、伝えている国民の割合	50.4%	55%以上
15	㉒郷土料理や伝統料理を月1回以上食べている国民の割合	44.6%	50%以上
	㉓食品の安全性について基礎的な知識を持ち、自ら判断する国民を増やす 食品の安全性について基礎的な知識を持ち、自ら判断する国民の割合	75.2%	80%以上
16	㉔推進計画を作成・実施している市町村の割合	87.5%	100%

表1-8　食育の総合的な促進

1．家庭における食育の推進	①子供の基本的な生活習慣の形成，②望ましい食習慣や知識の習得，③妊産婦や乳幼児に関する栄養指導，④子供・若者の育成支援における共食等の食育推進，⑤在宅時間を活用した食育の推進
2．学校，保育所等における食育の推進	①食に関する指導の充実，②学校給食の充実，③食育を通じた健康状態の改善等の推進，④就学前の子供に対する食育の推進
3．地域における食育の推進	①食育ガイド等の活用促進，②健康寿命の延伸につながる食育推進，③歯科保健活動における食育推進，④栄養バランスに優れた日本型食生活の実践の推進，⑤貧困の状況にある子供に対する食育推進，⑥若い世代に関わる食育推進，⑦高齢者に関わる食育推進，⑧食品関連事業者等による食育推進，⑨専門的知識を有する人材の養成・活用，⑩職場における従業員等の健康に配慮した食育の推進，⑪地域における共食の推進，⑫災害時に備えた食育の推進
4．食育推進運動の展開	①食育に関する国民の理解の増進，②ボランティア活動等民間の取組への支援，表彰等，③食育推進運動の展開における連携・協働体制の確立，④食育月間及び食育の日の取組の充実，⑤食育推進運動に資する情報の提供，⑥全国食育推進ネットワークの活用，⑦「新たな日常」やデジタル化に対応する食育の推進
5．生産者と消費者との交流の促進，環境と調和のとれた農林漁業の活性化等	①農林漁業者等による食育の推進，②子供を中心とした農林漁業体験活動の促進と消費者への情報提供，③都市と農山漁村の共生・対流の促進，④農山漁村の維持・活性化，⑤地産地消の推進，⑥環境と調和のされた持続可能な食料生産とその消費にも配慮した食育の推進，⑦食品ロス削減に向けた国民運動の展開，⑧バイオマス利用と食品リサイクルの推進
6．食文化の継承のための活動への支援等	①地域の多様な食文化の継承につながる食育の推進，②ボランティア活動等における取組，③学校給食等での郷土料理等の積極的な導入や行事の活用，④専門調理師等の活用における取組
7．食品の安全性，栄養その他の食生活に関する調査，研究，情報の提供及び国際交流の推進	①生涯を通じた国民の取組の提示，②基礎的な調査・研究等の実施及び情報の提供，③リスクコミュニケーションの充実，④食品の安全性や栄養等に関する情報提供，⑤食品表示の理解促進，⑥地方公共団体等における取組の推進，⑦食育や日本食・食文化の海外展開と海外調査の推進，⑧国際的な情報交換等

食産業の企業倫理の根本に位置するものである。何よりもコンプライアンスを心がけ，品質管理の行き届いた，安心のできる食料の生産供給が求められる。

　フードスペシャリストの主要な就業先は**食産業**である。企業倫理は個々の企業人の倫理に帰せられるものであり，食産業従事者となるフードスペシャリストにも高い倫理意識が求められる。また，食品鑑別や品質管理，衛生管理にお

いても，フードスペシャリストは食産業における中軸となるべきものであり，その責務は重大である。そのためには，高い倫理意識を持続させるとともに，普段の研鑽を怠らず，従事する食産業の健全性に寄与しなくてはならない。

（4）地球環境への貢献

化石燃料消費の増大による，大気中二酸化炭素濃度の増加が原因とされる温暖化，木材や耕作地需要の増大による森林の減少，工業化や宅地化の進展による大気や水の汚染など，**地球規模での環境破壊**が大きな問題となっている。地球人口の爆発的増大や世界的な経済の発展に伴う食料生産や消費の増大も，この問題の大きな要因である。

1）食料自給率と地産地消

日本の**食料自給率**はエネルギーベースで40％を割り込み，輸入食料の輸送距離と重量を乗じて算出される**フードマイレージ**は，世界でも突出して高い値である。輸送による化石燃料の消費は，それだけ高い環境への負荷要因となる。食料の自給率を上げようという運動は，食料安全保障という観点だけでなく，環境負荷の低減という意味も有している。フードマイレージは，現在では輸入食料に限らず，もとになった**フードマイル**（食料の輸送距離に重量を乗じた積の総和を用いて，食料輸送に消費されている化石燃料の量を問題にする考え方）と同様の意味で使われることも多くなった。**食料の地産地消**は地域農業や漁業の振興だけでなく，環境負荷への低減においても重要な課題である。

2）食品ロスの低減

食品ロスとは，本来食べられるのに廃棄される食品のことである。食品ロスは発生源により，事業活動に伴って発生する「事業系食品ロス」と，各家庭から発生する「家庭系食品ロス」に分類される。事業系は食品製造業，食品卸売業，食品小売業，外食産業などからなり，「規格外品」，「返品」，「売れ残り」，「食べ残し」が要因である。家庭系は「食べ残し」，「過剰除去」，「直接廃棄」が要因である。外食の食べ残し調査では，宴会や結婚披露宴などで食品ロス率が高い。家庭系では，過剰除去による食品ロスが高くなる傾向があり，過剰除

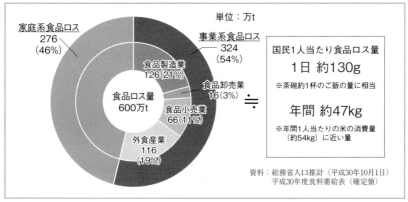

図1-8　食品廃棄物等の発生量（平成30年度推計）

去の多い野菜や果物，魚介類のロス率が高い。また，二人以上世帯よりも単身世帯で高い傾向がある。なお，直接廃棄とは，賞味期限が切れるなどしてそのまま捨てるような場合を指している。

　FAOによると，農業生産から消費にいたるフードチェーン全体で，世界の生産量の3分の1にあたる約13億トンの食料が毎年廃棄されていると報告されている。また，先進国ではかなりの割合が消費段階で無駄にされるが，開発途上国では消費段階の廃棄はきわめて少量である。地球人口の爆発的増大のなかで，私たちは食料の安定供給に最大の努力を払う必要があるが，無駄なロスを削減する義務もある。

3）食品循環資源の再生利用等の促進に関する法律（食品リサイクル法）

　食品リサイクル法は食品の売れ残りや食べ残しにより，または食品の製造過程において大量に発生している食品廃棄物について，発生抑制と減量化により最終的に処分される量を減少させるとともに，飼料や肥料等の原材料として再生利用するため，食品関連事業者による食品循環資源の再生利用等を促進することを目的とした法律である。基本方針では，再生利用等を実施すべき量に関する目標を，業種別（食品製造業，食品小売業，食品卸売業，外食産業）に定めている。

食品リサイクル法の仕組みは，食品廃棄物について，次のような手順で環境負荷の低減および資源の有効利用を促進するものである。

① 生産，流通，消費の各段階で食品廃棄物そのものの発生を抑制
② 再資源化できるものは飼料や肥料などへの再生利用
③ 再生利用が困難な場合に限り熱回収
④ 廃棄されることとなったものを脱水・乾燥などにより減量

4）フードスペシャリストの責務

フードスペシャリストは食品製造業，食品小売業，食品卸売業，外食産業など食産業のあらゆる分野で活躍が期待される資格者である。それらの分野において，地産地消の推進，食料自給率の向上に努めるとともに，むだのない食料の供給や消費の推進者となるべく努めなくてはならない。

文　献

1）梶原宣俊　専門学校教育論　p.50　学文社　1993
2）豊川裕之　日本の食生活とその動態　p.193　光生館　1984

人 類 と 食 物

★ **概要とねらい**

　人類学では，人類の証を直立二足歩行の有無においている。現代人に特徴的な大きな脳や薄い体毛，スリムな体形などは，人類史の後半になって突如現れた形質である。人類に突然この進化をもたらしたものは何か。これらの一連の進化に食物や火を用いた調理が関わっていることが指摘されている。

　第1節では，地球上各地への人類の進出，道具や農耕・牧畜の開発などの人類の歩みの多くが食物獲得の歴史に集約されることを概観する。

　また，日本列島への人類・文化の流入や独特な日本民族・文化の形成の過程を学ぶとともに，今日的な課題にも触れる。

　古代から現在に至るまで，人々は食べ物をおいしく，安全な状態で，長く保存できるように，さまざまな加工を施してきた。

　第2節では，乾燥，塩蔵，糖蔵など，古くから行われてきた伝統的な食品加工・保存技術を辿るとともに，19世紀以降，急速な発展をとげたびん詰・缶詰による長期保存技術や冷蔵・冷凍技術について概観する。さらに，現代的加工食品として製麺に画期的な革命をもたらした即席麺や，かにあしカマボコに代表されるイミテーション（コピー食品）にも触れる。

1．人類の歩みと食物

（1）人類の進化と食物

1）人類の誕生

　人類がチンパンジーとの共通祖先から分岐して出現した起源については研究者間で見解が分かれており，700〜440万年前の間と考えられる。人類史の大部分（99.8％）は**狩猟採集の時代**である。主に樹上生活をしていた初期人類は果実食が中心であったが，地上のサバンナに進出するに従って硬い根茎なども食べて顎（あご）や歯を強固にさせて**高度な雑食性**を獲得した。

　およそ200万年前になると，猿人のごく一部から脳容積を拡大させ道具をつくる原人が出現し，その後200万年間に脳の容積を3倍（1,400cc）に拡大させた。また，脳の拡大の開始を起点に歯の小型化，急速な体形のスリム化，厚い体毛の消失や汗腺の発達，二足歩行機能の発達などの進化が連鎖的に起こった。以上のような進化については，**食物**が深くかかわっているともいわれている[1]。例えば，人類は雑食性の動物であるにもかかわらず，あたかも肉食動物であるかのようにコンパクトな消化器をもつようになったが，それは食物を加熱調理するようになったことを起点にして起こった可能性がある。もしそうであれば，食物の種類だけでなく，**食物の加熱**という**調理操作**がその後の人類の進化に及ぼした影響は計り知れないということになる。

　人類が誕生地のアフリカを出たのは180万年前以降のことであり，ジャワ原人や北京原人などとして各地で展開した。**現生人類（ホモ・サピエンス）**は，およそ20万年前にアフリカで誕生しており，10〜5万年前に出アフリカしてそれまで活動していた原人などの人類を席捲（せっけん）して南極を除くすべての大陸に進出した。

　現生人類の肌の色はすべて黒色であったが，その後一部の集団はメラニン色素を減らして肌の色を薄めながら高緯度地域に進出した（**適応放散**）。メラニン色素は強い日差しから肌を守る一方で，骨の形成を促すビタミンDを合成す

る**紫外線**を遮断する。今日でも低緯度地域に移住した白人の皮膚がん，高緯度地域に移住した黒人の骨の形成不良が社会問題になっている。これまで20種以上の人類の出現が報告されたが，現存するのはホモ・サピエンスのただ一種であり，現生人類には人種というカテゴリーはない。

（2）農耕牧畜時代

1）農耕の起源

　現生人類が主に出アフリカした時代は最終氷期であり，海面が最大100m以上も低下（海退）し，大陸が拡大して氷河と草原が広がり，人々は主に大型草食動物の狩猟や漁労をしていたと考えられる。ところが1万5千年前になると，急速な温暖化が始まり，海面の上昇（海進）により大陸が縮小して狩猟採集をしていた平野部の多くを失った。狩猟採集で地球が扶養できる人口は500万人程度とされる。人口圧と温暖化が相まって次第に**農耕**が始まり，農耕はその後千倍以上に人口規模を拡大させた。以下に代表的な**農耕文化**をあげる。

　① **根菜農耕文化**　　ボルネオやポリネシアなどの南方で起こったヤムいもやタロいもなどの根菜栽培。

　② **サバンナ農耕文化**　　晩秋から春にかけて乾燥し，夏季に丈の高い草が繁るアフリカのサバンナで起こったしこくびえ，ごま，ひょうたん，ささげなどの栽培。

　③ **地中海農耕文化**　　サバンナ気候とは逆に春から夏に乾燥し，晩秋から春にかけて雨が降る地中海気候で始まった農耕で，晩秋に種をまき春に収穫する小麦，大麦，ビート，えんどうなどの栽培。

　④ **長江農耕文化**　　中国大陸の長江流域で起こった稲栽培で，1万2千年前から中流域で始まった焼き畑による陸稲栽培，6千年前に同下流域で始まった水田による水稲栽培。

　⑤ **新大陸農耕文化**　　中南米で始まった農耕で，とうもろこし，じゃがいも，とうがらしなどの栽培。

2）牧畜の起源

牧畜は，農耕の開始とほぼ同時期に起こったと考えられている。牧畜が始まった要因は，①作物や樹木が育たない不毛の地域に進出した人々の生活手段（衣食住）の確保，②煮炊き用の燃料（家畜の糞）の確保，③狩猟採集時代から続く肉食志向などである。

3）生態環境の保全と宗教

世界では今でも特定の動物の肉食を宗教的に厳しく規制している国や集団がある。ある文化人類学者は，宗教的に肉食を規制するに至った経緯を**生態環境保全**の観点から解析している。動物は食性からヒツジなどの草食性の**反芻動物**，人間やイノシシなどの**雑食性動物**，それにライオンなどの肉食動物の３タイプに大別できる。この中で食用を目的で家畜化されているのが前の二つである。ここでは詳細な説明は省略するが，反芻動物は基本的に飼料成分にビタミンやたんぱく質，脂質を必要とせず，ほとんどカロリーゼロの枯草などの粗末な植物性資源で育ち，人間に肉や乳を提供してくれることから食料資源の面から人類とは相補的な関係にある。一方，雑食性のブタなどは，人間と同じように三大栄養素やビタミンを摂取しなければ健康に育つことはできないため，食料の面で人類とは競合関係にある。食性が異なるこの両者の家畜化が，その後の生態環境に明暗を分けることになった。

① **ユダヤ教**　中東地域のユダヤ教徒や回教徒はブタ肉食を禁じているが，１万年前頃からこの地域ではブタは盛んに食べられていたことが遺跡調査から明らかにされている。ところが，ある時代から突然食べた痕跡が消えてしまった。ブタは多胎で成長が速い経済的家畜であるが，人類のもつ旺盛な**肉食志向**が次第に森を切り拓いて飼料作物栽培のための耕地を拡大させてブタの飼育数を増やした。やがて森が消えた台地は保水力を失い，豪雨の度に表土は洗い流されてついに砂漠化の転帰をたどったという。旧約聖書に記されているブタ肉食に対する厳しい禁忌と反芻する動物以外は決して食べてはならないという戒めは，過度な肉食化への警戒と生態環境を破壊させた悔恨を滲ませる。

② **ヒンズー教**　ヒンズー教はウシ崇拝を教義の柱とし，牛肉食を禁じて

いるが，最古の教典には牛肉食を禁じる記述はないという。路傍の枯草や硬い茎などで育ち，強い牽引力のコブウシは固いインドの農地の耕作に欠かせない。搾乳される乳はインド料理に欠かせない調味料であるギーの原料であり，糞はほとんど匂いもない良質の燃料で貧しい農家の消費量の70％を賄っているという。インドにおいてウシは農耕の維持と環境保全に欠かせない存在であったが，4千年前頃までは牛肉は飢饉時に頻繁に食べられていた。そのため下層階級から食用を禁じ，ついには教典に記して全階層に徹底させたという。

③　**日本の仏教**　わが国は天武天皇の政策（675年）以来，明治初頭まで基本的に肉食を禁じてきたが，これにも飢饉が関係している。**殺生禁断**の初期にはウシ・ウマ・ニワトリ・サルの４種の食用を禁じたとされる。牛馬は農耕の維持が目的であったが，時を告げるニワトリは規則正しい生活の奨励，サルは近縁種からの感染症の予防を想起させる。殺生禁断と肉食禁忌は仏教の輪廻思想と神道の浄不浄の観念から徹底されたが，それがなければ牧畜化によって急峻で雨量の多い列島の森はたちまち崩壊したであろう。

4）日本列島への人類の進出と展開

①　**列島への人類の進出**　現生人類が日本列島に進出したのは，４万年前以降であると考えられているが，この時代は最終氷期で**海退**が進み，日本海は半ば塞がれて大きな湖となり，列島は大陸とほぼ陸続きに近い状態にあった。日本列島への人類の進出ルートは，中国・朝鮮半島からの大陸ルート，南方からの沖縄ルート，シベリアなどからの北海道ルートがある。この時代は寒冷な亜寒帯気候で海退により広大な草原が出現し，人々はナウマンゾウやオオツノジカなどの大型草食動物の狩りをしていたとされる。最古の３万年前の落とし穴や２万３千年前の貝製の釣り針が発見されている。１万５千年前になると急速な**温暖化**によって氷河が溶けて海進が進み，広大な草原は水没して大型草食動物は姿を消し，日本海には黒潮の一部が流入して列島の植生は一変した。

②　**縄文時代**（約16,500～2,500年前）　縄文・弥生時代の定義は時代の変遷とともに変わり，新しい発見や歴史観の違いからその開始時期を巡って論争が続いている。今のところ日本で発見された最古の土器は最終氷期の１万６千

500年前（青森県大平山元遺跡）のものであるが，縄文時代はおよそ1万5千年前から始まった温暖化を契機にして本格化し，その後1万数千年続いた。この時代は地域差はあるが狩猟採集漁労が行われ，農耕の存在については見解が分かれるものの，大豆や小豆などが栽培されている。しかしこの時代の主な食物は，温暖化によって繁茂する広葉樹から得られる栗やどんぐりなどの堅果類である。縄文中期の大規模集落周辺の林は当初楢が主体であったが95％が近縁種の栗で占めるまでになり（三内丸山遺跡），さらに関東の武蔵野台地でも栗が一時期5割近くを占めたとされることから**堅果類農耕**が起こった可能性がある。また，栗の木は腐食しにくく建築資材としても重用されていた。縄文時代の人口は創生期の2万人から中期には24万人と10倍以上も増加したが，これは堅果類農耕と無縁ではない。堅果類をたわわに実らせる楢や樫は，杉などの針葉樹と異なり地下茎の根は5〜10倍もあり，地上部を切り倒しても根は生きており，切り株から新たな芽を出して急峻な国土を固く保持してくれる。縄文人には恵みをもたらす森を崇拝する**精神文化**が萌芽していた。収穫した堅果類は環状集落の中心に掘った貯蔵穴に蓄えられたが，この貯蔵性の低さが権力者の台頭を阻み，結果的に穏やかな時代が長く続くことになった。

　南九州からは，最古とされる1万2千年前の丸木舟製作用の丸のみ石斧が発見されている。丸木舟を使って漁労だけでなく，交易も活発に行われた。東京から170km南方の神津島産の矢じり製作用の黒曜石が関東一円で使われている。陸上では集落間で活発な交易が行われ，長野県産の鷹山黒曜石などが東北南から近畿東まで列島中央全域に普及した。また，海浜では大規模なハマグリ・マガキの加工が行われ（東京都中里貝塚），霞ケ浦や仙台湾などでは大量の塩が製造されて内陸の集落に届けられた。**漆工品**は世界に誇るわが国の代表的な工芸品であるが，東アジアでは最古とされる1万2千年前のものが列島から発見されている（福井県鳥浜貝塚）。中国で最古とされる漆工品は7千500年前，韓国では2千年前であり，創生期の縄文時代に生存に直結しない煩雑な漆工技術を今日に残すだけのゆとりが社会にあったと解釈できる。このように縄文時代は集落が相互に依存する分業化と専門の技術者が生まれた時代でもある。

③ **弥生時代（紀元前1,000〜300年頃）**　縄文時代中期は今よりも2〜4℃も気温が高く海進が進んでいたが，紀元前4千年前頃になって急速な低温化が起こり，海退が始まり現在の列島の姿になった。この低温化によって人口は半減したという。海退によって出現した河川流域の肥沃な土地を使って水田による稲作が北九州で始まり弥生時代の幕が開けた。**水稲栽培**は次第に北上し，紀元前400年には当時としては最北端の津軽平野まで到達した。東日本への稲作の伝播は渡来系弥生人の進出によるよりも，主に技術の導入によることが縄文時代の名残をとどめた当時の生活からもうかがわれる。穀物はいも類や堅果類と異なり，小粒で乾燥しやすいことから貯蔵と運搬に適しており，余剰穀物が権力者を台頭させて，やがて小国が数多く出現した。弥生時代に米を主食の座に押し上げたことは卓見であり，水稲は畑作物と異なり連作障害もなく，単位面積当たりの高い生産熱量は多くの国民を養うのに最適である。しかも水田はダムのように豪雨時の表土流出を防ぎ，国土保全の役割を果たしている。弥生時代で特筆できる点は縄文時代から続く森を守る精神である。水田の水を枯らさないために森を守って保水力を高め，地下水の涵養に努めたことであり，この**森の思想**は今日まで連綿と受け継がれてきた。日本民族は生態環境に適合した食生活を確立させて，環境保全に成功した唯一の民族ともされるが，森を切り拓いて農耕牧畜を起こしたことにより国土を荒廃させてきた世界の国々の歴史と比較すればその違いは歴然としている。

5）農耕牧畜と飢餓

　飢餓・飢饉は人類が1万年前に農耕牧畜を始めてから本格化したものであり，ゲルマン民族の大移動，平家の滅亡，フランス革命，1991年のソビエト連邦の崩壊など，歴史的転換点の背景には必ず食糧問題がある。日本では仁徳天皇の時代（421年）から慶応，明治の時代までに規模の大きな飢饉が484回，それに伴って疫病の蔓延が325回起こったことが記録されている。**飢饉**には必ずと言えるほど**疫病**が伴い，これを人々は飢疫と呼んで恐れた。

（3）工業化時代（1750年）から現代

1）食料供給と健康

　狩猟採集時代は人口密度が低いために**感染症**が蔓延することはなく，また低寿命であることから，現代病の高血圧，脂質異常症，がんなどの慢性病もほとんど存在しなかったと考えられている。さらに多品種の食物を食べていたことからビタミンなどの微量栄養素の欠乏症も少なかったと考えられる。この時代の人々の寿命を縮めたものは不慮の事故と厳しい自然環境であった。農耕牧畜は多品種少量摂取の時代から少品種大量摂取をもたらし，さらに高エネルギー，高収量に向けた品種改良や食物の精製が微量栄養素の欠乏をもたらした。権力者の出現により都市が形成され，農村から都市部へ飢えた人々が流入しさまざまな感染症が出現した。

　工業化時代が始まると都市部の人口密度はさらに高まり，食料不足と非衛生な環境が感染症を蔓延させた他，グローバル化によって世界中に拡散した。後期になると食料供給や公衆衛生が改善され，人々の健康状態は次第に向上した。

　日本では江戸時代の鎖国政策によって工業化時代は明治以降に始まったが，明治から昭和初期までの人々の健康状態は劣悪であった。国民は常に食料不足の状態であり，乳児の高い死亡率（4〜5人に1人）や青年の高い結核死が第二次世界大戦まで続き，日本人の平均寿命は50歳を超えることはなかった。

　戦後になると，高い乳児死亡率や結核が大きく改善された。改善された主な要因は，食料供給と飲料水の塩素消毒に代表される公衆衛生の改善である。ロンドンでは1800年代前半に結核が蔓延したが，結核菌が発見された頃には食料供給の向上によって半減し，抗生物質による治療法が開発されたころには，すでに結核はほとんど姿を消していた。そのため，イギリスでは医療が結核撲滅に果たした貢献度はせいぜい2〜3％にすぎなかったとされる。

2）食生活と疾病

　第二次世界大戦後，感染症は急速に減少し，それに代わって**脳出血**が死因の1位になった。脳出血もまた主に貧しい食事に起因するもので，動物性食品（たんぱく質・コレステロール）の摂取増加によって次第に減少し，1980年には

それに代わって**がん**が死因の1位になり，さらに心疾患が死因の2位になった。がんは高齢者に多発する疾病であり，がんの増加の主因は高齢者の増加による。心疾患も増加しているが，これも高齢者の増加によるもので，年齢構成を統一した年齢調整死亡率で見るとむしろ低下している。

　現在の日本はかつての感染症などの「貧しさ病」から脂質異常症や糖尿病などの「豊かさ病」の時代へシフトした。世界中で猛威を振るった**COVID-19**の主なターゲットは，かつてのような抵抗力のない乳幼児や思春期の子どもたちではない。それは持病のある高齢者と糖尿病をもつ高度な肥満者などであり，これも豊かさがもたらした新たなタイプの疫病である。近代に入って運動量の減少により必要エネルギー量が低下する中で，揚げ物や畜産食品の消費増加が微量栄養素の欠乏をもたらし，肥満飢餓のような症例が指摘されてきた。わが国の畜産では消化生理を無視した濃厚飼料の多給飼育が行われており，食料自給率だけでなく健康面からも考える必要がある。いずれにしても食料資源の大半を海外に依存しているこの国の現状は看過できないものがあり，食料生産から流通，消費の各場面でその改善に向けた新たな取り組みが模索されている。

3）食料と人口

　6万年前に祖先がアフリカから各地域に拡散したころの人口は25万人ほどであったが，農耕牧畜開始時には500万人，西暦元年が3億人，1650年5億人，1950年25億人，2000年61億人，2011年には70億人に達した。近年の異常な人口増加を人口爆発と呼ぶ。世界の出生率は年々低下しており，この人口爆発は食料供給に伴う死亡率の低下によってもたらされたところに大きなジレンマがある。人類の歴史は食料獲得の歴史であり，そのために森を破壊し多くの生物種を絶やしてきた。巨大な人口を養うために今も森を切り開いて農地を増やし，大河や地下水の枯渇化が進み，地球環境破壊は深刻の度を増している。これに加えて人類の食物消費傾向は大量の飼料穀物の消費を伴う肉食化に向かっており，21世紀は食料戦争・水戦争の時代ともいわれる。現在，食料の多くを海外に依存する日本の食生活のあり方を問い直すことが必要であろう。

2. 食品加工・保存技術史

　人類の祖先は，野菜や果物を乾燥，塩漬け，酢漬けにすることで長期に保存できることを経験的に学んだ。また，生肉を塩漬けや燻製にすることで肉の保存性が高まるだけでなく，よりおいしくなることを知った。19世紀になり，フランスのルイ・パスツールは食物の発酵や腐敗が微生物の作用によることを科学的に明らかにしたが，これらの成果は今日の発酵食品や保存技術の 礎 となった。このように古代から現在に至るまで，人びとは食べ物にさまざまな加工を施してきた。その目的は，**食べ物をおいしく，安全な状態で，長く保存できるようにすること**であった。

（1）伝統的食品加工・保存技術の発展
　古くから行われてきた**食品の加工・保存技術**として，乾燥，塩蔵，糖蔵，酢漬け，燻製，発酵などがある。これらの技術は，食品の腐敗を遅らせ，保存性を高めるだけでなく，それぞれ特有の風味を付与するものである。

1）乾　　燥
　乾燥は，食品の保存技術のなかで最も古いもののひとつで，1万年以上前の石器時代には，日干しや焚き火の煙で食材を乾燥させていたと考えられている。古代エジプトでは，砂漠の熱砂を用いて魚や鳥獣肉を乾燥させて保存することが行われていた[2]。稲作は，最近の発掘調査によると紀元前7000年には長江流域で始まっていたとされ，日本では縄文時代後期〜晩期に大陸から伝来した。米を始めとする穀類は，乾燥することによって長期保存できることから定住生活を可能とした。小麦や大麦は1万年前にはすでに存在していたといわれており，紀元前3000年ごろの古代エジプトでは乾燥させた小麦を石臼で挽き，発酵パンとして食する粉食が始まり，中国では麺食として発展した。なお，古代ローマでは，専門の製粉業者が出現している。**干物**は，乾燥を利用したもので，水分を減少させて水分活性を低下させることによって保存性を高めている。魚

表 2-1　食品加工・保存技術の発展

年　　代	食品加工・保存技術ほか
BC8000	小麦・大麦の栽培？，食物の乾燥，燻製，ぶどう酒
BC7000	稲作の始まり（中国・長江流域），醸造酒（中国）
BC5000	醸造酢（バビロニア），発酵乳，チーズの始まり
BC6000	無発酵パンの始まり
BC3000	ビール，ウィスキー，醤油（中国），オリーブ油の製造（中近東），発酵パンの始まり（古代エジプト）
BC2000	バターの製造（インド）
BC500	製粉業（古代ローマ）
650	味噌・醤油の原形：穀醤（日本）
700	日本酒
1804	ニコラ・アペール（フランス）がびん詰を発明
1810	ピーター・デュラン（イギリス）が缶詰を発明
1860	ルイ・パスツール（フランス）「発酵学の父」
1869	マーガリンの製造
1871	松田雅典がいわし油漬缶詰を試作
1877	さけ缶詰を本格製造（石狩缶詰所　北海道），人造氷の製造
1899	鮮魚用冷蔵倉庫（鳥取県）
1900代	ジャム用冷凍いちご（アメリカ）
1929	国産電気冷蔵庫（芝浦製作所　東芝の前身）
1949	愛媛県の製造業者が魚肉ソーセージを開発
1958	安藤百福（日清食品）が即席麺を開発
1970代	石川県の水産加工業者が「かにあしカマボコ」を開発

介類の素干し，煮干しのほか，干し肉，乾燥野菜・果実などに利用されている。

2）塩　　蔵

　野菜，魚介類，鳥獣肉などを塩で保存するもので，わが国では，千年以上も前から行われていた。原理的には食品に塩を加えることで水分活性を低下させ，保存性を高めたものである。**塩蔵**には，原料に直接，塩をまぶす**まき塩法**や原料を濃い塩水に浸漬する**立塩法**などがある。塩蔵は多くの食品に利用されているが，野菜の漬物，魚介類の塩干し，ハム，ベーコンなどがよく知られている。

3）糖　　蔵

　糖蔵は，砂糖や蜂蜜を用いることによって水分活性を低下させ保存性を付与するものである。糖類は水分活性低下作用が塩よりも弱いので多く加える必要がある。糖蔵でよく知られているものに**ジャム**がある。旧石器時代後期には，

蜂蜜を利用して果物を煮てつくっていたものと推測されている。ジャムのほかには果物の砂糖漬けや羊羹などが糖蔵食品として知られている。

4）酢　漬　け

紀元前2000年ごろ，野菜を香辛料とあわせて酢漬けにした**ピクルス**がつくられていたといわれている。**酢漬け**は，腐敗菌の多くが酸によって死滅，または増殖が抑制されることを利用した保存技術であり，水分活性の低下を利用した乾燥，塩蔵，糖蔵とは原理的に異なるものである。現在では，らっきょう漬けやピクルスなどが知られている。

5）燻　　製

燻製の原型は，１万年以上前の石器時代といわれているが，そのころのものは，単に煙で乾燥させて保存性を高めただけのものであったと推測される。現在のような風味に優れた燻製技術は，古代ローマ時代に出現したといわれている。今までの食材を煙で燻す燻煙に加え，食材を塩漬けした後，燻煙する方法をとり入れることにより長期保存を可能にした。燻製は，食材を乾燥させるだけでなく，煙に含まれる抗菌物質を食材の表面に付着させることによって保存性を高めている。現在では，ハム・ソーセージ，魚介類の燻製など，多くの食品に利用されており，なかには「いぶりがっこ」のようにだいこんの漬物などの野菜にも応用されている。

6）油　　脂

①　**植物油**　油脂は，古代においては狩猟で得られた動物から採取していたものと考えられている。紀元前3000年ごろからエジプトを中心とする中近東でオリーブが栽培されていたものと推定されることから，そのころ，すでにオリーブ油が利用されていたと考えられる。その後，オリーブ油の生産の中心は地中海に移り，現在にいたっている。わが国では，３〜４世紀ごろ，搾油の技術が大陸から伝来し，はしばみやえごまから搾油され，その後，ごま油や菜種油が生産されるようになった。

②　**バター**　紀元前1500〜2000年ごろのインドの経典にバターに関する記録が残されていることから，そのころからすでにつくられていたものと推定さ

れる。

　紀元前5世紀にはヨーロッパで利用されていたが，当時のバターは，薬用や
整髪料，潤滑油として利用されていたようで，食用として用いられるようにな
るのは6世紀ごろである。その後，本格的に利用されるようになるのは，14世
紀ごろであったといわれている。

　③　**マーガリン**　1869年にナポレオン3世が主に軍事目的から安価なバター
代用品を募集したところ，牛脂に牛乳などを加え硬化したものが考案されたの
が始まりでオレオマーガリン（oleomargarine）という名前がつけられた。これ
がマーガリンと略して呼ばれるようになった。その後，植物油を硬化させ，そ
れに粉乳，発酵乳，食塩，ビタミン類などを加えて練り合わせたマーガリンが
つくられるようになった。

7）発　　酵

　発酵は，微生物の作用によって人間に有用な食品がつくられることで，発酵
パン，発酵漬物，発酵乳，チーズ，醬油，味噌，醸造酢，酒などがある。一
方，**腐敗**は原理的には発酵と同様に微生物の作用によるものであるが，異味，
異臭を生成するなどして人間に有害なものになる場合をいう。**発酵食品**を歴史
的にみると，有史以前から存在していたと考えられており，ぶどう酒，チーズ，
酢などがつくられていた。自然に行われるものと考えられていた発酵や腐敗が
微生物の作用によるものであることが明らかになったのは17世紀以降で，オラ
ンダのレーウェンフックが自ら考案した顕微鏡を用いて歴史上初めて微生物を
発見し，その後，フランスのパスツールによって発酵が微生物によるものであ
ることが科学的に実証された。発酵食品は，微生物の作用によって多くの物質
が生成され，発酵による独特の風味が醸し出されると同時に保存性が付与され
ることも多い。

　①　**パ　　ン**　パンの始まりは小麦などの穀物をひいた粉を水で練って焼
いた無発酵パンで，酵母を用いた発酵パンは，紀元前3000年ごろの古代エジプ
トが始まりといわれている。日本には16世紀ごろポルトガルから伝来した。そ
の後一時衰退したが，江戸時代には軍事用備蓄パンとしてつくられるようにな

り，1869年には，木村安兵衛が酒種を利用して発酵させた「あんパン」を開発したことによって大きく発展した。その後，ジャムパンなどの菓子パンが一般庶民に普及するとともに学校給食に導入されるようになってさらに発展を遂げ，一般家庭でパン食が行われるようになった。

② 乳製品　発酵によってつくられる乳製品には，**発酵乳**（ヨーグルト），**チーズ**，**発酵バター**などがある。紀元前10000〜8000年ごろ，メソポタミア地方では，すでに羊，ヤギが家畜化されていることから，そのころから発酵乳はつくられていたものと考えられている。また，チーズに関しては，紀元前4000年ごろの古代エジプトの壁画にその製造法が描かれており，ローマ時代には，チーズの製造は重要な産業になっていたものと考えられる。わが国では飛鳥時代に百済からの帰化人によって乳製品が伝えられた。そのひとつが蘇で，現在のチーズやバターに近いものといわれているが，牛乳を煮つめて固形状にしたものであり，現在の製法とはかなり異なるものである。

ヨーグルトに代表される発酵乳は，原料乳に乳酸菌をスターター（種菌）として接種し，乳酸発酵させることにより，たんぱく質を凝固させたものである。

チーズにはナチュラルチーズとプロセスチーズがあり，発酵により製造されるものはナチュラルチーズである。ナチュラルチーズは，原料乳の殺菌後，スターターの乳酸菌を添加し，凝乳酵素のレンネットを加えて凝固させてできるカード（半固形状のもの）を圧搾したものに，加塩，熟成することによってできる。熟成には細菌やカビが利用され，特有の風味を有するチーズができる。

③ 醤油　醤油の原型は，古代中国の醤（ジャン）で食材を塩漬けにしてできる調味料の一種である。これには，野菜などを原料にした**草醤**，魚肉や畜肉を用いた**肉醤**，穀物を原料とした**穀醤**などがある。醤油は，米や大豆を使用した穀醤が原型と考えられている。中国から日本に「醤」として伝来したのがいつごろか明らかではないが，縄文時代晩期には草醤や肉醤のようなものが存在していたといわれている。しかし，麹を利用した穀醤は古墳時代に伝来したと考えられている。また，醤油の起源は鎌倉時代に中国から径山寺味噌の製法が伝えられ，和歌山県，湯浅でつくられていた醤から得られた

たまり液が，現在の**たまり醤油**になったといわれている（p.66参照）。主な原料は**大豆・小麦・食塩**で，**微生物の発酵作用**により，特有の風味がつくられる。

④ **味　噌**　味噌は，醤油と同様に，古代中国伝来とされる穀醤から発展したと考えられているが，弥生時代からわが国でも味噌に近いものが食されていたとする説もある。奈良時代には味噌の原型と思われる「未醤（みさう・みしょう）」の文字が残されている。未醤は現在の豆味噌に近いものであったと推定されており，戦国時代には兵糧として重宝された。味噌はわが国の伝統的な発酵調味料のひとつである。主な原料は**大豆**や**米，麦**で，これらに**塩**を混合し，**麹菌や酵母，乳酸菌による発酵作用**により特有の風味が形成される。

⑤ **漬　物**　漬物は，干物などと同様に最も古くからある保存食品のひとつである。中国では，紀元前の『周礼』のなかに漬物の記述があり，6世紀，北魏時代の『斉民要術』には，漬物の加工方法が詳細に記述されている。したがって，中国では，3千年前にはすでに漬物がつくられていたものと思われる。わが国では，奈良時代の木簡に記されている「ウリやナスの塩漬け，溜まり漬け」が最古の記録で，江戸時代になると漬物の種類も多くなり，ほぼ現在のものと同じようなものがつくられるようになった。

野菜に塩を加えると浸透圧により組織がしんなりして食べやすくなるだけでなく，風味成分が形成されて漬物特有の味が出てくる。さらに，乳酸菌や酵母が増殖すると発酵風味が付与されるのでより複雑な味覚が得られることになる。

⑥ **納　豆**　納豆がいつごろできたのか明らかではないが，古代の竪穴式住居の床にあった稲ワラに煮た大豆がこぼれ，それが発酵したのが始まりではないかとされている。納豆には，麹カビと塩でできる**塩納豆**と納豆菌によってできる**糸引き納豆**がある。糸引き納豆は，大豆を原料とした無塩発酵食品である。納豆菌が有するたんぱく質分解酵素によって大豆たんぱく質が分解されて食べやすくなると同時にアミノ酸が生成され，うま味が形成される。

⑦ **酒**　酒は，有史以前からつくられていたものと考えられている。紀元前7000年ごろの中国の陶器片から醸造酒の成分が検出されている。紀元前8000年ごろにはぶどう酒（**ワイン**）が，紀元前4000年以上前には**ビール**がつくられ

ていたと考えられている。また，紀元前5世紀の『論語』には，飲酒の記述があることから，そのころの中国では，一般的になっていたものと想像される。わが国で**米を原料とした酒**がつくられるようになったのは水稲栽培が行われた縄文から弥生時代と考えられ，このころは，穀物を口で噛み，唾液に含まれるアミラーゼ酵素で糖化した後，酵母によって発酵させる**口噛み酒**であった。今日の醸造法が一般化したのは奈良時代と考えられている。鎌倉時代には，京都を中心に造り酒屋が隆盛した。江戸時代になると「寒づくり」が普及するとともに保存性を高めるための「火入れ（加熱殺菌）」が行われるようになった。

　⑧　**酢**　　酢は酒が酢酸発酵をすることによってつくられることから，有史以前に人間が酒をつくるようになった同時期につくられていたものと考えられている。紀元前5000年ごろのバビロニアでつくられていた記録が残っている。わが国へは古墳時代，中国から伝来したものと考えられている。

（2）近代的加工・保存技術の発展
1）びん詰・缶詰

　びん詰は，遠征の際の食品保存方法に関してフランスのナポレオンが懸賞金をつけて募集したのがきっかけとなり，ニコラ・アペールにより1804年に発明された[3]。その後，1810年にはびん詰の破損しやすい欠点を補ったものとして**缶詰**が英国で発明された。

　当時，缶詰は主に軍用食として活用され，米国の南北戦争では多く利用された。日本では1871年，長崎県で松田雅典によっていわし油漬の缶詰の試作が行われたとされ，本格的には1877年，北海道の石狩缶詰所でさけ缶が製造された[4]。缶詰が一般に普及し始めるのは1923年の関東大震災以降で，米国からの支援物資に缶詰が多く利用されたことがきっかけといわれている。

2）冷蔵，冷凍

　製氷技術が開発される明治初期以前は，冬期にできた天然氷を洞窟や地面に掘った穴に入れて保存し，これを夏場にとり出して冷蔵に利用していた。氷を貯蔵しておくところを**氷室**という。現在の冷蔵庫に近いものは，19世紀初頭，

米国で氷を利用した**氷冷蔵庫**（アイスボックス）がつくられたのが始まりとされ，その後，20世紀初頭に**電気冷蔵庫**がつくられ普及するようになった。

　冷凍食品は，1900年代，米国でジャム加工用のいちごを冷凍にして輸送したのが始まりで，冷凍食品が一般に普及したのは1960年代以降である。その後，急速冷凍技術が開発されたり，冷凍食品の特性に合わせた解凍，調理技術，品質の向上が行われるとともに冷凍冷蔵庫や電子レンジの一般家庭への普及などにより冷凍食品の生産は急速に増加した。また，スーパーマーケットの冷蔵・冷凍ショーケースや外食産業での利用など，業務用でも大きく進展した。

（3）現代的加工食品の発展

1）即　席　麺

　即席麺は，1958年，日清食品の創業者である安藤百福が世界で初めて開発した麺で，湯を注ぐだけで食することができる画期的な食品であった[5]。当初は，麺を油で揚げた後，乾燥させたものであったが，1970年代になると油で揚げることなく，蒸煮，熱風乾燥，冷凍乾燥などの方法によってつくられるものが出現した。また，スープを粉末化し小袋に入れたものを麺に合わせて添付したものや凍結乾燥させたねぎなどを添付したものもつくられるようになった。1971年には，保温効果を有するプラスチック樹脂製容器の中に，麺に加え，凍結乾燥させたえびやねぎなどの具材，粉末スープを入れたものに湯を注いで食べる，いわゆる**カップ麺**が開発された。カップ麺は場所を選ばずに食べることができることから広く流通するようになった。

2）イミテーションフーズ

　イミテーションフーズは，**コピー食品**，**模造食品**などともいわれ，本物の価格が高いもの（かにあし，イクラ，キャビアなど）や生産量の少ないもの，栄養改善を目的としたもの（植物たんぱくを用いた肉製品など）などがある。

　魚肉ソーセージは，スケトウダラなどの冷凍すり身を主原料とし，それに豚脂や調味料，香辛料などを混合したものを練り合わせ，ケーシングフィルムに詰め，高温高圧殺菌を行って製造される[6]。初めて魚肉ソーセージの試作が

行われたのは1949年で，愛媛県の製造業者が開発した。その後，安価な魚肉ソーセージは学校給食にも利用されるなどして全国に普及するようになった。

人造イクラを世界に先駆けて開発したのは，富山県にある日本カーバイド工業で，接着剤の研究過程で偶然，製造方法が発見された。人造イクラは，サラダ油にイクラの風味，天然色素などを加えたものに海藻から抽出してつくられたアルギン酸ナトリウムと塩化カルシウムを反応させて球状に皮膜を形成させ，イクラの形状にしたものである。

かにあしカマボコは，スケトウダラのすり身を原料に着色と着香を行い，かにあしの食感を付与する製造法によってつくられた魚肉練り製品で[7]，1970年代に石川県の水産加工メーカーが開発した。かにあしカマボコは，安価で風味もよいことから世界各地に普及している。

フェイクミート（**代替肉**）は，近年，国連が提唱するSDGs（持続可能な開発目標）や環境保全，健康意識の高まりなどから注目されるようになり，需要が増加している。フェイクミートには，大豆由来の**ソイミート**，小麦由来の**グルテンミート**や動物細胞を人工培養することによって得られる**クリーンミート**（**培養肉**）などがある。

これら以外にも，植物油脂から製造したクリームや，嚥下困難者用に，ムース状にした食材を元の見た目に再現した介護食品など，用途や状況に応じてイミテーションフーズの幅が広がりをみせている。

文　献

1）Richard Wrangham Catching Fire：How Cooking Made Us Human, Basic Books 2009
2）スー・シェパード（赤根洋子訳）保存食品開発物語　p.38　文藝春秋　2001
3）J.L.フランドンほか　食の歴史　p.1038　藤原書店　2006
4）西東秋男編　日本食品産業の歩み　p.8　山川出版　2011
5）田村真八郎　日本人と食べもの　p.22　丸善　1999
6）小泉千秋ほか　水産食品の加工と貯蔵　p.241　恒星社厚生閣　2005
7）鴨井郁三　食品工業技術概説　p.210　恒星社厚生閣　1997

3 世 界 の 食

★ **概要とねらい**

　食のグローバリゼーションは1970年代以降急速に進んでおり，新しい
食材や料理が流入している。また，在住外国人も250万人を超え，訪日
外国人数も年に3,000万人を超えるようになった。新型コロナウイルス
感染症（COVID-19）の感染拡大によって訪日外国人数が大きく減少し
たとはいえ，食のグローバリゼーションが依然として進行していること
に変わりはない。食の専門家として世界の食についての基礎理解が求め
られる。

　本章の構成は，まず最初に三大食法として，手食，箸食，ナイフ・フ
ォーク・スプーン食の地域や由来を概観する。浄・不浄の観念に基づく
厳格な手食作法や食具による味の違いなどにも言及する。次に，食の禁
忌について説明し，一部には迷信もあるが，宗教などと結びついた文化
的な背景や衛生状態などを反映した合理性をもつことや，社会的な規範
となっていることを学ぶ。最後に，世界各地の食生活について特徴的な
点を概観する。各地域に代表的な料理や食文化が形成されているが，こ
れらは地域の自然環境と同時に他国からの影響も受けつつ変化し，現在
の食事内容に至ったものである。

　世界の食作法や食事内容の多様性を学び，食事に対する固定的な観念
をうち破り，国際化している食の世界に対応できる視野を養うことを目
的とする。地域の自然環境によって生産・生活様式が確立され，食材と
ともに料理や食文化が構築されてきたという普遍的な構造を理解するこ
とが重要である。

1. 食 作 法

食具の導入は，人間が調理し熱い食物を食べるようになったことにも起因するが，食の精神文化や宗教的な規範とも関連が深い。

食具は料理内容や器，**食事様式**（食卓，個人盛りか大皿盛りか など）による違いとも関係があり，**食べるマナー**とも関連し，各国・民族による**作法**がある。日本人のそばをすする音や，韓国人の立て膝などは，他国の人から見ると無作法であっても，本来，どちらが正しい，文化的に上だなどという優劣はない。異文化を自文化の価値で判断し見下すことや差別することは，これだけ国際化した社会においてはふさわしくない。他国の食のあり方，その背景，文化的意味をとらえる姿勢をもちたい。

食具の割合をみると，箸食30％，ナイフ・フォーク・スプーン食30％であるのに対して，手食が実に40％であると推測されている（表3-1）。

表3-1　世界の三大食法

食 法	地 域	主な食物	主な宗教
手 食	米食圏・一部小麦食圏と根菜食圏 東南アジア，南アジア，中近東，アフリカ，オセアニアなど	インディカ型米 いも，果実	ヒンドゥー教 イスラム教
箸 食	米食圏・一部小麦食圏 純粋箸食文化：日本 箸・匙併用：中国，韓国，台湾，ベトナムなど	ジャポニカ型米 麺	仏教
ナイフ・フォーク・スプーン食	小麦食圏 ヨーロッパ，南北アメリカ，ロシア 米食圏（新しい食法） アジア	パン（手食） 肉類 米（スプーンとフォーク）	キリスト教

（1） 手食の文化

1） 手食の地域や文化

　人類の食の歴史を振り返ると，**手食**は最も古く，また今日まで続く食法である。手食は東南アジア，南アジア，中近東，アフリカ，オセアニア地域で主に行われているが，欧米でも日本でも，サンドイッチ，すし，おにぎりその他，料理によっては手で食べることがむしろ一般的であり，手食のほうがおいしくて食べやすいものもある。

　宗教的な意味もあり，たとえばヒンドゥー教信者は，神から与えられた身体が最も清いとし，食器よりも清潔に洗った自分の手のほうがけがれがないという観念をもっている。イスラム教でも同様である。日本の神道の直会（なおらい）は，儀式の後に参列者が神との共食をし，日常生活に戻るという意味をもっているが，神に供えた酒や食物（これを神饌という）をいただく際に，神箸で渡された供物を手で受け止めるのが本来の作法であった。キリスト教においても，パンはキリストの身体を象徴するものであり，聖職者は手でパンを分け，手で食べるのが正式の作法である。今日でもパンは手で食べることが慣例となっている。手食は精神文化とも深いつながりをもつものである。

2） 手食の作法

　手食の基本は**右手のみ使う**ことである。左手は不浄とされ，肉をちぎるのに押さえるなど以外，左手は用いない。

　インドのカレーなどは，右手の人差し指，中指と親指の３本を使う。薬指を添えることもある。指の第１～２関節までしか使わない。第３関節や掌まで汚すのは無作法とされる。やってみると実にむずかしく，手食できれいに食べるには熟練が必要である。

　一方，アフリカ諸国では右手を使うこと以外はさほど厳格なルールはなく，ソマリアでは掌で料理をつかむこともある。

3） 食具による味の違い

　手で食べるのとスプーンで食べるのでは味が異なる。カレーを手で食べてから，スプーンに切り替えて食べると，スプーンの金属の味を感じる。インドの

人たちは指先の感触も楽しむので，２度味わえると言っている。

（２）箸食の文化
１）箸食の始まり
　箸は，アジア地域，とくに東北アジア，東南アジアなど中国文化の影響を受けた多くの国々で広く用いられている。

　紀元前15世紀の中国殷時代に王が象牙箸をつくらせたとの故事があるが，実際の青銅製の出土物の測定では，春秋時代中後期である紀元前４世紀ごろに雲南地域が起源という説が有力である。紀元前３世紀ごろには銅製，竹製の箸が広く出土し，かなり広まったと考えられている。箸の歴史はナイフ・フォークより古いと考えられている。

２）箸食と箸・匙併用の食
　日本では匙やナイフ・フォークを使うこともあるが，ほとんどすべての料理を箸で食べることが可能であり，また日常的に飯も汁も菜も箸で食べている。これは日本特有の**箸食**である。

　一方，アジアの他の国々では，多くが**箸と匙**（レンゲや朝鮮匙など）**を日常的に併用**している。

　中国での箸の役割は，大盛りの皿から食べるときのおかずを直箸で取るためのもので，飯は箸も用いるが，匙で食べることも多い。飯に汁をかけて食べることも多く，匙のほうが使い勝手もよい。韓国もほぼ同様で，飯は基本的に匙で食べる。箸の始まりと考えられている中国雲南地方はもち米の原産地であり，箸につきやすいので匙で食べるとの故事もあるが，米の質による食具の違いとはいえないようである。

３）箸の形の多様性と食事作法
　箸の形にはお国柄がある。日本の通常の箸は長さ20〜25cmほどで，木製・竹製が用いられる。中国の箸は長くて，30cm近いものもあり，ずんどう型で，木製・竹製である。家庭でも料理は大皿で供されるため，料理を取るのに長い箸が適している。韓国の箸は，長さは日本と同様であるが金属製で，形はずんど

う型が多い。いずれも直箸がマナーである。東南アジア諸国の箸はほとんどが中国タイプである。日本では直箸を避ける傾向があり，**取り箸**を使う。

　箸や匙の違いは，食べ方のマナーとも関連し，日本では日常的な食事作法である食器（茶碗・汁椀など）に口をつけることは，同じ箸食文化圏のアジア諸国からみると無作法な食べ方とされる。

　日本料理は切り方や盛り方などに趣向を凝らすが，これは箸食を中心にすることから発展してきたと考えられる。一方，中国料理や朝鮮料理については箸とともに匙食を併用することの影響がみられる。

　麺は中国において小麦食の料理として生み出されたものであるが，これも箸食文化圏ならではの発展の産物である。

（3）ナイフ・フォーク・スプーン食の文化
1）ナイフ・フォーク・スプーン食の歴史

ナイフ・フォーク・スプーン食は今日，世界の大半の国々で行われているが，日常化しているのは，主にヨーロッパやロシア，南北アメリカ地域である。

　一般的にセットで食具として使用し始めたのは，18世紀以降とされており，最近のことである。それ以前のヨーロッパ諸国の一般民衆は，手食であった。

　スプーンの使用は古く，古代エジプトの遺跡からも発掘されている。また，古代ローマ時代には，食卓でスープなどを飲むために使われていたと考えられている。

　ナイフは肉を切り分けるのに，狩猟用の刀や包丁の延長上にかなり古くからあり，その後食卓にも肉切り役が使用するものとして，使われた。しかし，刀では危険だということで，今日のような食卓で使用するために先を丸めたナイフが出現したのは，フランスでルイ14世の時代（16〜17世紀）になってからとされる。

　フォークの起源は，いささか複雑である。古くは中国，紀元前17世紀の商（通称，殷）時代の遺跡から出土しており，紀元前8世紀の東周時代には広く使われていたと考えられている。古代ローマのポンペイの遺跡からも食卓用の

フォークが出土しているが，その後は長い間，中国やヨーロッパの出土品や絵画にも見られないという。その後，11世紀ごろにイタリアに登場し，16世紀にイタリアのメディチ家の姫がフランス王に嫁いだときにフランスに伝えられた。フォーク食がフランスの宮廷料理から庶民にも広がったのは18世紀のフランス革命以降といわれる。その後ようやく，ヨーロッパにナイフ・フォーク食が広がったのである。

　このようにテーブルマナーが厳格と思われるヨーロッパでも，ごく最近まで手食であったことは興味深い。

2）アジアにおける新しい形のフォーク・スプーン食

　アジア諸国では，今日，**箸と並んで「フォークとスプーン」を併用する食べ方**が主流である。炒飯，おかず載せ飯定食，東南アジア風カレー（ターメリック等のスパイスにココナッツミルクが入る）などのご飯物は，右手にスプーン，左手にフォークを持って食べる。慣れてくると，左手のフォークを巧みに動かしてスプーンに飯や具を押し込むようにしてスプーンで口に運ぶので，こぼさずに最後のひとつまで楽に食べられる。肉などを切るときは，スプーンの縁をナイフのように使って切る。このような食べ方は，アジア諸国がイギリスやフランスの植民地となったことの影響によるものと思われるが，中南米やアフリカではあまり見かけない。新しい食法として興味深い。

2．食の禁忌と忌避

　世界各地にはさまざまな食物や食べ方を避ける風習があり，これらには**禁忌（タブー）**と**忌避**がある。タブーは宗教によるものが中心で，特定の集団で食べることが厳格に禁じられていることをさす。一方忌避とは，宗教上の戒律ではなく，食べる習慣がないことや言い伝えなどで社会的心理的に避けられていることをさすが，両者は必ずしも明確に区分されるものではない。いずれにしても個人の好き嫌いではなく，社会や文化によって形成されているものである。

迷信と思われる場合や，栄養学的に不適当と思われる場合もあるが，タブーが原因で栄養失調となったという事実は知られていない。食習慣のなかで補い合う食べ方が形成されてきているものと思われる。

（1）宗教による禁忌

　多くの**宗教**で特定の食物を日常的，あるいは時期限定で食するのを禁じている。多くの場合，屠殺食肉に関連した内容であり，宗教上の浄・不浄の観念，神との関係性によるものである。

　イスラム教では不浄なものとして豚を食べることが禁じられている。羊などの他の肉についても，イスラム教徒がクルアーン（コーラン）に記載されている儀式に則って，一刀で頸動脈を切り苦しませずに屠殺して瀉血した肉しか食べてはいけないと定められている。このような肉とその加工品をハラールと呼び，認証マークもある。日本でも入手可能であり，専門店もある。この禁忌の理由は，衛生上の理由や餌が人間の食物と重なるためともいわれる。また，酒類も禁止されている。イスラム教徒は，世界人口の4分の1を占める世界第2位の宗教であり，中東アラブ地域以外でも，インドネシアやブルネイなどのアジア諸国，北アフリカ地域に多く，また欧米にも信者がいる。日本にも日本人を含めて約3千人いるといわれている。

　インドに多い**ヒンドゥー教**では，神が乗ってくるとされる牛は聖なる動物であるため食べてはいけないとされている。同じくインドにある**ジャイナ教**では，「浄・不浄」の観念があり，一般に肉類は不浄なものとされ，食べない。また，殺生を禁じる教義のため，厳格な信者は厳しい菜食主義に従っている。動物や魚はもちろんのこと，なかには，豆や根菜類，たまねぎなども植物体を殺すことになるため食べない人々もいる。

　菜食主義（ベジタリアン）にはこのような宗教上の理由のほか，健康や動物愛護，環境保護の理由などもあり，動物性食品を避け，植物性食品を中心の食事を摂取する。「ヴィーガン」という最も厳格なタイプは，肉を避ける倫理的な姿勢が注目を集めている。食べてはいけない食材も，菜食主義のタイプによ

って異なっている。

　仏教も殺生を禁じ，肉食を避ける禁忌がある。中国，台湾，日本では，仏教寺院を中心に肉や魚を使わない精進料理が発達してきた。また，肉の代わりに大豆製品を加工した「もどき食品」も多く開発され，庶民の食事にも入り込んでいる。

　ユダヤ教でも，肉類のうち，蹄（ひづめ）が割れて反芻（はんすう）する動物（牛，羊，ヤギなど）と鳥，魚等は食べてもよいとされるが，反芻しない動物（馬，ロバなど）やイヌ科，ネコ科の動物も食べてはいけないとされる。

　キリスト教では，菜食を守っている宗派やコーヒー等の刺激物や酒類を禁じている宗派などもある。

（2）宗教以外の慣習等による忌避

　宗教の戒律に由来するのではなく，**慣習や地域の言い伝えによる忌避**がある。妊娠中や出産後，授乳期に避ける食べ物も世界各地に多くある。栄養学的にはむしろ積極的にとったほうがよい食べ物もあり，言い伝えの根拠は明確ではないが，何らかの意味，合理性があったと考えられる。

　また，猿や類人猿など生物学的に近縁の動物や，犬・猫などのペット，また見かけがグロテスクなものなども避ける傾向がみられる。たとえば，昆虫食や蛇（へび），いか・たこ，うなぎ等も避ける地域が多い。一方，これらの食材は中国や東南アジアでは日常的に食しており，滋養になるとして珍重する地域もある。日本で日常的に食べられるさしみや納豆，また馬刺しなども他国からみると風変わりな悪食と映るようである。

　忌避は印象や何らかの文化的背景によるものであるが，その地へ行ったら珍しい食材を味わってみるのも食の世界を広げる貴重な機会となるであろう。

3．世界各地の食事情

　世界の国々・民族の食材や料理は，相互に影響を受け合いながらそれぞれに特徴的なものに発展してきた。食材は四大農耕文化を起源として伝播し，麦類は乾燥寒冷地域のヨーロッパへ広がり，中東からインドを経て中国へ広がった。アフリカや中国奥地の雑穀の中から米が改良され世界各地へ広がった。新大陸の作物は植民地支配によりヨーロッパへ持ち込まれて，世界各地へと広がっていった。このように，今日各地域で食べられている主要な食材は，これらの伝播が基礎となっている。また，貿易のグローバリゼーションにより多くの食材について各地域類似のものが流通し，多国籍化している。しかし，同じ地域や国においても，多民族社会であるところが多く，ヨーロッパの食，アフリカの食，アジアの食というようにひとからげには説明できない。

　以下は，ごく一般的な特徴を説明したものであるが，これら以外にも少数民族や地域により大きな違いや特徴があることを踏まえる必要がある。

（1）ヨーロッパ地域の食
　ヨーロッパの食は，寒冷乾燥気候に適した小麦や大麦などを中心に牧畜と組み合わせた「**小麦＋乳・チーズ＋肉**」の食文化といえる。

　小麦の調理法は世界各地によりさまざまであるが，ヨーロッパでは主として発酵パンである。イタリアの粒粥（リゾット）やパスタは独自の発展をしたものである。

　アジア・アフリカ・中南米地域では，穀類が量的に多く食され，文字どおり「主食」としての位置を確立しているのに比して，パンはやや異なるようにみえる。量的に他の食材とほぼ同量かむしろやや少ない。しかし，キリスト教において，パンはキリストの肉体を象徴するものとして食べられており，シンボルとして特別な位置にある。精神文化のなかで重要なものととらえられているのである。これはまた，他の主食穀類がもつ，神に捧げられるものという精神

表3-2　世界各地域の食事を構成する主な食材

地域	穀類・主食	主要植物性食材	主要動物性食材	他の特徴	代表的料理
ヨーロッパ	小麦 大麦	じゃがいも キャベツ，葉菜，果菜	豚肉，牛肉，羊肉，鶏肉 海岸地域は海産物も	乳・バター・チーズ等	パン
東南アジア	米 （もち米もあり） 島嶼部はタロ，ヤムいもなど	多種類の葉菜・果菜・根菜類 野草山菜 しかく豆等	魚（海水/淡水），タガメや昆虫 ネズミやカエル 鶏肉・豚肉（イスラム圏以外）	ハーブ ココナッツミルク 魚醤 豆や魚等の発酵食品	米粉麺 （フォー，クィティアウほか）
南アジア	米 小麦	レンズ豆・ひよこ豆等の豆類 葉菜類	鶏肉，マトン 禁忌がない人々では豚・牛肉	スパイス 乳類	チャパティ ナン
東北アジア	米 小麦 そば	大豆・他の豆類 葉菜・果菜・根菜類	魚（海水/淡水） 貝・甲殻類 鶏肉，豚肉 中国は多種	醤油・味噌	白飯，炒飯 中華麺，饅頭
西アジア	小麦 米	なす，トマト，ズッキーニ，オリーブ，レンズ豆・ひよこ豆	羊肉，ヤギ肉，ラクダ肉 鶏肉	ヨーグルト，ナツメヤシ，スパイス	ナン，ピタパン，ケバブ ムサカ
北アメリカ	小麦 とうもろこし シリアル	じゃがいも ミックスベジタブル，葉菜	牛肉，鶏肉 七面鳥 鮭	多文化 加工食品 ファストフード	パン
中南米	とうもろこし じゃがいも さつまいも キャッサバ	かぼちゃ トマト いんげん豆等	牛肉，豚肉	唐辛子	トルティーヤ タコス フリフォーレス シュラスコ
アフリカ	もろこし・ミレットほか雑穀 とうもろこし 調理バナナ 西部：米	ささげ・いんげん等の豆類 オクラ，トマト ピーナッツ	羊肉，ヤギ肉，ラクダ肉 牛肉	乳	ウガリ マトケ・フフ インジェラ クスクス
その他	熱帯島嶼部はタロ，ヤム，サゴヤシほか 極北は，野生動物・魚	タロ，ヤム，その葉 極北はベリー類，じゃがいも	島嶼部は魚，豚 極北はアザラシ，鮭，トナカイなど		島嶼部はウム料理

性と共通するものである。

　歴史的に大帝国がいくつも建国され，富を蓄えた王家・貴族により，さまざまな料理や食事様式が生み出されてきた。代表的なものがフランス料理であり，その基礎となったイタリア料理，ロシア料理，英国料理等がある。これらは相互に影響を与え合いながら食事様式としても確立されてきた。

　その後の各地域への植民地支配により，金・銀・貴金属などのほかに，熱帯の貴重なスパイスや紅茶・コーヒーなどを手に入れ，これらが各国の料理に豊かな風味を与えていった。

　北欧や地中海地域では，海産物も多く食べられている。

（2）東南アジア地域の食

　東南アジアは起源としては根菜農耕文化圏ではあるが，2012年の遺伝子研究で明らかとなった中国華南の珠江中流域での稲作の開始とともに米食が伝播した。丘陵地では陸稲もあるが，降雨量が多く水稲栽培が主流となっている。

　東南アジアの食体系は「米＋魚＋豆」といわれる。水田や湖沼河川から淡水魚が豊富に得られ，畦道や裏作の豆栽培でたんぱく質源を確保している。気候風土に恵まれ，食材は豊富であり，また中国同様に動物の内臓はもとより昆虫，地域によっては犬・猫まで食する。

　米は麺（タイ麺やベトナム麺など）としても食べられており，これは中国で生まれた小麦の麺（中華麺）の製法を使って，中国南部の米どころでつくられたものが伝わったものである。ベトナムでは米麺以外にも米粉を用いて多彩な料理をつくっている。バインセオは，米粉にターメリックで色づけをして，中に具を入れながら薄くクレープ状に焼いたものである。バインクオンは米粉を蒸し器の上で蒸し上げながらひき肉などを巻き込んだ定番の朝食である。

　東南アジア諸国は中国の食文化の影響を色濃く受けており，炒め物や揚げ物など中国料理と類似の料理も多い。いずれの国も首都には大きな中華街があり，また街なかの外食店も中国系である場合が多い。東南アジア地域の食が中国料理と異なる点は，ココナッツミルクとハーブの活用である。チャーハンにもパ

クチ（コリアンダーの葉）が添えられ，カレーにもココナッツミルクが入っている。ベトナムではとくにハーブの登場が多い。また，主要調味料が，中国由来の醤油に加えて，魚醬（ぎょしょう）を多用することも特徴である。

　インドやネパールなどの南アジア地域では伝来の米食もあるが，中東からの小麦栽培が伝播して，小麦食が主流である。小麦粉の料理はヨーロッパ同様の発酵パンもあるが，無発酵で焼くチャパティや発酵パンではあるが伸ばして焼くナンが多い。これを多くのスパイスを調合した，いわゆるカレー風味のソースや具材とともに食べる。季節ごとの魚・肉や野菜を生かして，それに合ったスパイスを調合し，また調理法も炒め・煮込み・グリル焼き等々のさまざまなカレー料理があるが，現地では「カレー」というひとくくりの料理名はなく，それぞれに料理名がつけられている。日本の醤油を使った異なる料理が，醤油味に慣れない外国人にとっては，同じ醤油料理に思えてしまうのと同じことである。

（3）中東（西アジア）地域の食

　イラン，イラクからアラビア半島，さらに北アフリカにかけての地域は，大半がイスラム教の国々であり，また乾燥地が多いため，畜肉と小麦を中心とした食事をしている。

　小麦を用いて，南アジア地域同様のチャパティやナン，あるいはピタパン（中空の薄焼きパン）を焼く。なすやトマト，ズッキーニなどの野菜や肉，豆を煮込んだムサカやシチューなどと合わせて食べる。

　肉類は，羊，ヤギ，あるいは鶏肉などが主で，ケバブ（肉類をローストした料理）のような焼いた料理が多い。

　特徴的な食材としてデーツ（ナツメヤシの実）がある。イスラム教の人々にとっては重要な食材で，ラマダン期間中に日没後に最初にとる食べ物である。遊牧時にも高エネルギーでビタミン類にも富むデーツは欠かせない。

　また，ヨーグルトやギー（バター）などの乳製品やオリーブの実やオイルもよく用いる。スパイスも数多く使われて独特の風味を出す。世界三大料理のひ

とつといわれるトルコ料理も中東地域を代表する料理である。

（4）北アメリカ地域の食

　ヨーロッパ人が移民する以前の北米地域では，先住民が狩猟採集した食材，ならびにメキシコ中部で栄えた古代文明によってもたらされた新大陸由来の食材（とうもろこし，じゃがいも，かぼちゃ，豆など）が食べられていた。

　コロンブスによる新大陸発見以降のヨーロッパからの移民は，もっぱら彼らの母国であるイングランド地域の食事をし，小麦のパンや牧畜による乳・乳製品，肉などが中心であった。開拓時代のこの食風景はアメリカ映画に多く描かれているものである。とくに，アメリカ合衆国では，キリスト教の清教徒派が伝統と節制を旨とする生活を守ったために，新大陸の食材は長い間用いられなかった。

　20世紀の半ば以降，経済成長や食品工業の発展，家電製品の開発などを追い風に，食事内容に脂質や畜肉類，また加工食品などが急速に入り込み，これが近代的な食生活の理想とされた。1960年代以降には地中海地域やアジアからの移民が増加してエスニック料理が外食や家庭料理にも登場するようになった。70年代以降，環境問題，動物愛護，健康への関心や志向が高まると，日本料理や魚食もブームとなっている。ベジタリアンも米国民の5％程度いるといわれている。

　現代のアメリカ合衆国を中心とした北米の食事は，イギリス由来の食文化をベースにしているが，加工食品を多く活用し，かつイタリアンやメキシカン，日本料理やそれをアレンジした料理も登場するマルチ文化の食事といえるであろう。同時に民族や宗教，経済階層による違いも大きく，一言でくくることはむずかしい。

（5）中南米地域の食

　新大陸は現在世界中で食べられているとうもろこし，じゃがいも，さつまいも，マニオク（キャッサバ），いんげんまめ，ピーナッツ，トマト，かぼちゃ，

唐辛子等々，多くの食材の原産地であり，紀元前より豊かな食生活を営んでいたと考えられている。

　16世紀からの植民地時代，スペイン人を中心とした白人や，奴隷としてアフリカから連れてこられた黒人が大挙して移住してきた。伝統的な生活を営む先住民族と結婚をして，混血児であるメスティーソと呼ばれる人びとが多くなった。白人たちは，本国の食生活，すなわち小麦のパンやワイン，また牧畜などを持ち込んだが，北米地域とは異なり，とうもろこしも小麦同様に主食として食べられ，本国とは異なる地元の料理などと融合した独自の食文化をつくり上げてきた。

　主食はとうもろこしが多く，粒食，粉にして焼いたトルティーヤなどが一般的である。ソースには豆やかぼちゃの煮物や葉菜を炒めたものが多い。じゃがいもやさつまいもも主食としてゆでて頻繁に食べられる。動物性食物では白人が持ち込んだ豚肉や牛肉を焼いたものが多いが，伝統的なテンジクネズミ（クイ）の丸焼きなども食す。一皿料理が多く，主食の上に肉と野菜・豆のおかずを盛って食べる。

　都市部では，上記のような一皿料理にコーラなどの大瓶（びん）の炭酸飲料が食卓に上がり，ハンバーガーやフライドポテトなども一般的になってきている。全般に油脂を多用した料理が多い。

（6）アフリカ地域の食

　アフリカは広い大陸で，面積は日本の約100倍あり，国も50カ国以上ある。サハラ砂漠のような砂漠気候もあれば，ゴリラやチンパンジーの棲む熱帯の密林もある。赤道直下の熱帯の国々もあれば，ケニアやエチオピアは，国土の3分の1程度が標高2,500〜3,500mの高地で，夏でも肌寒い。国や地域により作物も異なり，食生活もさまざまである。

　アフリカも中南米同様，約100年間イギリスやフランスなどの植民地となり，ヨーロッパの食材や食事様式ももたらされ，今日に至っている。

　伝統的にはサバンナ農耕文化圏に由来するしこくびえ（ミレット）やもろこ

し（ソルガム）等の雑穀を食してきた。各地域固有の雑穀があり，エチオピア
のテフや西アフリカ一帯のフォニオなどは有名である。収量は少ないが，ミネ
ラルの含有量が高くておいしい優れた主食である。

　植民地の時代に小麦や中南米からのとうもろこしがもたらされ，今日では雑
穀に代わって収量の多いとうもろこしや小麦が主食になっていることが多い。
料理としては，粉に挽いてから湯炊きするウガリ（民族によって呼び名はシマ，
パップなどと異なる）か，水溶きをクレープ状に焼き，シチュー状のソースと
ともに食べる。小麦はパンにすることも多い。西アフリカ地方では小麦を，細
かいマカロニのようなクスクスにして，肉や野菜とともに食べる。

　中央や西アフリカには，キャッサバや調理バナナを主食とする地域もある。
キャッサバ等を用いたフーフーあるいはフフと呼ぶ料理は，煮てやわらかくし
て潰すか臼で軽く搗いて練り，団子状にして，シチューのような汁をかけて食
べる。シチュー様のソースは，いくつか種類があるが，ほうれんそうのような
葉菜やトマト，たまねぎ，いんげんまめ，オクラなどを煮たものである。冠婚
葬祭や儀式などでは羊やヤギ肉，あるいは牛肉が入る。

　西アフリカ地域では，アジアと並ぶ米の原産地であり，半分以上の人が米を
主食にしている。グラベリマ種という種類でもっぱら陸稲であり，食味があま
りよくないため，現在生産されているのはアジアからのインディカ米が多く，
また輸入も多い。今日では，西部に限らずアフリカの都市部では米食が急増
している。食味のおいしさと他の穀類よりも手軽に炊いて食べられる簡便さも
増加の理由である。水稲栽培技術の国際協力による普及も，これを後押しして
いる。

（7）その他の地域・民族の食

　ポリネシア，ミクロネシアなどのオセアニアの島嶼部の国や地域では，主と
してヤム，タロなどのいも類や調理バナナなどが主食である。海からの魚や貝
類を，いも類とともにバナナの葉に包み，焼いた石の上において土をかけて蒸
し焼きにするウム料理が有名である。時には豚肉も入れる。豊富な海産物と熱

帯の成長の早い作物に恵まれ，自然の地味豊かな食を営んできた。近年になり，都市部では欧米社会のパンやバター，フライドポテト，ソフトドリンクなどへの移行がみられ，栄養面での偏りや過剰が問題となっている。

　極北のグリーンランド，ベーリング海沿岸，シベリア，極東ロシア，スカンジナビアのラップランド地域は，寒冷ツンドラ地帯であり，農耕には適さない。イヌイット，サーミなどの民族がよく知られている。主として野生の動植物を狩猟，漁労，採集して食料を得てきたが，動物が中心であった。アザラシなどの海獣やさけ・ます・いわなどの魚，ヘラジカやキツネ，ビーバーなどの陸上動物を捕獲する。ラップランドのサーミは，トナカイ飼育も行う。捕獲した動物は解体したその場で生肉を食べ，血液まで利用し，保管して冷凍になった肉は焼くか煮て食べる。収穫物はキャンプメンバーに分けるのが習慣である。狩猟民にとって野生動物は捕獲の対象でもあり，また崇拝する対象でもある。必要以上は捕獲せず，捕獲後は丁寧に解体し，余すところなく利用する。1960年代に各国が先住民族を主要民族に同化させたり，定住させる政策をとり，極北の民族は狩猟採集から離れて事務作業や日雇い労働者となったものも多い。食材もトーストと紅茶，ハンバーガーやポテトチップスなども登場し，過剰栄養問題も生じている。70年代には独自文化を保存する条例や運動も生まれ今日に至るが，伝統的な生活様式は急速に失われつつある。また，PCBやDDTなどの残留性有機汚染物質や重金属類などの大型海洋動物への濃縮汚染が北極海ではとくに問題となっており，極北の民族の健康問題が懸念されている。

4

日 本 の 食

★ **概要とねらい**

　日本の先人たちはどのようなものを食してきたのか。大陸と地続きと
なったり，離れて列島となったこの土地に住み着いた先人たちが，どの
ように自然環境に適応し，異文化との交流を重ねて，現在の食文化に行
き着いたのか。

　第1節では，縄文時代までさかのぼり，弥生時代，古墳時代，飛鳥時
代，奈良時代，平安時代，鎌倉時代，室町時代，安土桃山時代，江戸時
代，明治・大正時代，現代と経時的に，それぞれの特徴的な食の流れを
概観していく。

　また，日本列島は北は北海道から南は沖縄まで土地的背景から日本各
地に地域的なさまざまな食材を育んできている。そこには，受け継がれ
た伝統野菜が栽培され，また調味料の利用方法の違い，そして郷土料理
と呼ばれるそれぞれの地域で発展してきたものがあり，第2節では，そ
れらの違いを簡潔に解説した。日本の食を学習する道案内として役立つ
ことをめざしている。

1. 日本食物史

（1）縄文時代

　縄文時代の人たちは，主として身近に自生しているものを四季の変化にあわせて採取していた。春には野草や木の芽を採取，秋には木の実の採取，川や海での漁，山林や原野での狩というように，自然の恵みによる**採取生活**が中心であった。貝塚や住居跡の調査結果によると，栗やどんぐり，くるみやとちの実などの堅果類が栽培され，大切なエネルギー源となっていた。くるみや栗はアク抜きの必要はなく，そのまま食される。東北地方ではとちの実やこならの実が多く利用され，これらはアク抜きをして粥（かゆ）にしたり，粉にしてクッキー状に加工していた。一方，西日本ではかしの実やしいの実が多く利用された。

　穀類は古くから渡来していた粟，ひえ，そばなどの雑穀に加え，後期には大麦や小麦，米も大陸から伝わったと考えられている。豆類では，小豆（あずき）や緑豆を利用した跡（あと）が見いだされている。中でも大豆については，「圧痕レプリカ法」（土器の表面に残る植物の種子の痕跡にシリコンを流し込んで型取りして顕微鏡で観察する方法）による調査の結果，その利用は早期に始まり，中期以降，栽培化により種子の大型化が進んだと考えられている。また，さといももすでに渡来していたとされ，在来していたじねんじょなどとともに食用されていたものと考えられる。野菜が栽培されていたかどうかは明らかでないが，ふき，せり，うど，たで，じゅんさい，あさつき，らっきょう，にら，みょうが，さんしょう，わさび，やぶかんぞう，あしたば，みつば，つるな，あざみなどは日本在来種であり，利用されていたと考えられる。また，ごぼう，ねぎ，かぶ，だいこんなどもこの時代には伝来し，一部栽培もされていたとの研究報告もある。里山では多くの植物の新芽，海岸では海藻類や魚介類など食用可能なものは何でも利用したと考えられるが，なかでも根菜類がよく利用されていたようである。

　縄文時代は，生食が多かったが，土器の発明により，焼く，煮るなど，調理方法も多様化してきた。また，製塩土器を用いて海水を煮詰める方法で，塩づ

くりが始まった。この時代，釣針や魚網の使用や弓矢など狩猟の方法も進歩し，獣鳥肉類，魚介類を食した痕跡が貝塚などに残されている。

（2）弥 生 時 代

弥生時代は静岡県登呂遺跡にみられる**水田稲作農業**を特徴とする。縄文時代晩期に中国大陸から伝わった水田での稲作が各地に広まり，本格化した。米をはじめ，粟，ひえ，大麦，そばなどが栽培され，穀類が重要な食料であった。

人類が初めて栽培した穀物は，原産地が中央アジア高原地帯の小麦といわれているが，日本の小麦の栽培は弥生時代からであった。小麦は粉食，大麦は粒食が適するが，この時代は搗き臼しかなかったため，労力のかかる粉食は発展せず，粒食が一般的であったようである。また，緑豆の栽培が始まり，小豆，大豆，そらまめ，ささげ，えんどうなどの豆類や，野菜などの栽培も盛んになった。なお，しょうがはこの時代に渡来したとされている。狩猟法や漁法も進み，米などの穀類を主食とし，いも，豆，野菜などの植物や畜肉，魚など動物性食品を配す食事形態ができ上がってきた。

調理法では，米を水とともに火にかけ，煮炊きしていたとされる当時の土器が出土している。また，各地の遺跡から甑（米などを蒸すための土器）が出土しており，蒸しの調理法も行われていたと考えられている。加熱した穀物を噛んで糖化し，野生酵母で発酵したとみられる口噛み酒がつくられているが，米を原料としたか雑穀を原料としたかは明らかでない。食法は，『魏志倭人伝』には手づかみで食していたとの記述があるが，鳥取県の青谷上寺地遺跡からは木製のスプーンが出土しており，スプーンの使用も行われていたようである。

（3）古 墳 時 代

古墳時代には高度な農法が大陸から伝わり，鉄製の農機具，牛馬を利用した稲作が行われ，苗代が取り入れられた。米の収穫が増え，飯を食べることが多くなると，かまどや釜で甑を使って米を蒸したり，土師器（赤色の素焼きの土器）など使いやすく熱に強い土器を利用した煮る，煎るなどの調理法も発展し

た。野菜ではからしな・なす・とうがん・きゅうり・食用ぎく・かきちしゃなどが渡来したとされている。この時代には麹（こうじ）を用いた酒造りも伝わったと考えられ，その一環として酢の醸造法も伝来したといわれる。さらに，味噌や醤油の起源となった，米や麦，大豆を用いた穀醤も伝来したと考えられている。

（4）飛鳥時代

　飛鳥時代は飛鳥文化，白鳳文化が花開いた時代であるが，『日本書紀』に推古天皇の18年（610年）に，「はじめて碾磑（てんがい）を造る。けだし碾磑を造るは，このときにはじまるなり」とある。碾磑は中国で発達した水車式の製粉工場のようなものとされ，日本の石臼の初めとされる。しかし，これについては実際に残っている石臼の形状より，小麦の粉砕には不適だとの指摘もあり，小麦やそばなどの粉食が一般化したのは，抹茶用の茶臼としての石臼が伝来した平安末期から鎌倉時代以降であるとされる。また，食事方法が手食から箸の使用に移行し，仏教の思想から肉食禁止の触れが出された。

　乳製品の始まりといわれる蘇（そ）（牛乳を煮詰めてつくるチーズ様のものとされる）もこの時代に渡来した。酒造りは，持統3年（689年）に飛鳥浄御原令（あすかきよみはらりょう）に基づき宮内省の造酒司（みきのつかさ）に酒部（さかべ）という部署が設けられ，大宝律令（701年）によってさらに体系化され，朝廷による酒の醸造体制が整えられたとされる。しかし，酒の醸造法が現代とほぼ同じようになったのは奈良時代と考えられている。

（5）奈良時代

　奈良時代に，中国から唐菓子と呼ばれる小麦粉や米の粉をいろいろな形にして油で揚げた菓子が伝わった。そうめんやうどんの原型といわれる索餅（さくべい）（別名・麦縄）もそのうちのひとつである。粉食する方法として焼く，蒸す，揚げるなどの加工技術も発達した。また，砂糖が鑑真和上（がんじんわじょう）によりもたらされたが，薬として使われていたようである。

　日本における味噌のルーツは，中国伝来の穀醤（こくびしお）から独自に発展したという説と弥生時代からある日本独自の調味料という説がある。すでに奈良時代の文

献には，味噌の原型と思われる未醬 が確認できる。大豆食品としては，豆腐が伝来し，また，寺院では納豆の名をもつ食品，塩納豆がつくられていた。

奈良時代より野菜類の漬物の加工が盛んに行われた。塩漬け，酢漬けなどがつくられるようになった。食事は朝菜，夕菜と一日2回であった。

（6）平 安 時 代

平安時代中期に書かれた『和 名 類 聚 抄 （930年代編纂）』には，多くの野菜やもも，すもも，うめ，柿，たちばなの実，なし，ざくろ，びわ，干し柿などの果物が食用とされていたという記録が残っている。また，ふじまめ・ささげ・ういきょうなどが伝来した。

平安時代の終わりごろには蒲鉾の名前が『類 聚 雑 要 抄 （1146年ごろ）』にみられるが，「がまの穂」に似ているとあり，焼きちくわのようなものであった。

酒造りの技術も発展し，奈良の寺院でつくられた「南都諸白」は，ほぼ現在の清酒に近く，室町時代に至るまで名声を博した。しかし，一般にはほとんど濁り酒であった。乳製品の利用は，平安時代後期には衰えたようである。

貴族の生活は豊かになり，多様な食材を用い，料理法も多彩となった。この時代に書かれた『延喜式』は，長く朝廷の規範となり，日本の文化の基盤となった。正月の七草粥，2月の節分，3月の桃の節句，5月の端午の節句，7月の七夕，9月の重陽の節句（菊の節句）などの伝統行事が行われ，現在も引き継がれている。現代の「ご飯」に近いものを食するようになり，宴席の膳には四季を楽しむなど視覚でも食が楽しめるようになった。料理法にも流派が生まれ，四条流庖丁道は，今に伝統の技を伝えている。料理に味をつける習慣はなく，自分で塩や酢などをつけて食していた。平安時代の貴族社会でも，一日に2回の食事すなわち朝食と夕食の食習慣が続いていたといわれている。

（7）鎌 倉 時 代

粥の普及は，現代の「ご飯」のもととなったといわれているが，**鎌倉時代**には禅宗の普及とともに，姫飯と呼ばれる固粥（飯）と，固粥より水分量の多い

汁粥が一般化していたといわれている。大豆の生産量が増え，味噌，豆腐，納豆などの消費が多くなった。味噌をすりつぶして味噌汁とすることは，中国より精進料理が伝わったこの時代の禅僧より，始まったと考えられている。

　日本の緑茶は，平安時代に僧侶の最澄，空海が茶の種子を持ち帰り比叡山に移植したことに始まり，鎌倉時代に僧侶の栄西により伝えられ，本格的に栽培されるようになった。栄西は，『喫茶養生記（きっさようじょうき）』に緑茶の効用を「茶は養生の仙薬なり　延命の妙術なり」と示し，お茶を飲む習慣が広まった。また，抹茶を挽く挽き臼が伝来し，小麦やそばの製粉が容易となったことで，粉食が普及した。そうめんはこの時代に伝来した。

　醤油の起源は，建長6年（1254年）に禅僧の覚心が中国から「径山寺味噌（きんざんじ）」の製造法を持ち帰り，紀州湯浅で，その味噌桶の底にたまった液汁（味噌溜）を調味料として利用することに始まったとされている。

　日本では鎌倉時代，階層の高い公家，僧侶，武士などで一日3回の食事が始まったといわれるが，庶民にも広がったのは江戸時代中期以降とされている。

（8）室町時代

　室町時代には，ほぼ現在と同じうどんが登場した。初めて「醤油」という文字が現れたのは慶長2年（1597年）に刊行された『節用集』のなかであるが，この時代，湯浅などに醤油製造を生業とするものが現れた。また，甘味料は，蜂蜜や米を原料とした水飴であったが，大陸との貿易が盛んとなり，砂糖を使った羊羹（ようかん）などがつくられるようになった。

　一人前の料理を膳の上に並べる**本膳の形式**による料理が形成された一方，茶道から**懐石料理**がうまれ，この2つが日本料理の主流となった。また，禅寺では料理や食事も修行の一環とみなされる**精進料理**が発達した。

（9）安土桃山時代

　安土桃山時代には南蛮船が渡来し，かぼちゃ，じゃがいも，さつまいも，とうもろこし，しゅんぎく，とうがらし，すいか，さとうきび，こしょう，にん

じん，ほうれんそう，アスパラガスなどが伝来した。また，16世紀初めには南蛮貿易を通じ，砂糖が相当量輸入されるようになり，新しい菓子が登場した。また，奄美大島など南国ではさとうきびの栽培も始まり，沖縄にも伝播した。

そばの食べ方はそば粉を練ったそば掻(が)きやそば団子(だんご)が多かった。そば切りが登場するのは江戸時代からである。また，魚類の加工食品として板にすり身をつけたかまぼこがつくられるようになったのがこの時代である。

酒造りでは，効率的に清酒を大量生産する製法が，慶長5年（1600年）に伊丹の鴻池善右衛門によって開発され，一般にも流通するようになっていった。また，蒸留の技術が南方あるいは大陸から九州にもたらされ，焼酎や泡盛(あわもり)がつくられるようになった。

（10）江 戸 時 代

江戸時代には精白米の利用が進み，精白米を主に食することができた上流層に脚気(かっけ)患者が多く発生した。しかし，飢饉(ききん)なども多く，地方の農民などでは雑穀の利用が一般的であった。また，都市でも，庶民の食事はつつましく，一汁一菜程度のものであった。青木昆陽は，さつまいもの栽培法を東日本にも広め，飢饉の被害の軽減に貢献したことで知られている。

江戸時代になり，そばに「つなぎ」を入れることにより，そば切り，すなわち麺線となった。麺類が普及し，地域差も現れた。関東地方ではそば切り，関西地方ではうどんやそうめんの消費が多い傾向である。うどん屋やそば屋は菓子屋の副業から始まったとされる。日本にパンが伝わったのは，南蛮菓子とともにであったが，伊豆の代官であった江川太郎左衛門が兵食をつくったことが，日本のパン文化の始まりとなった。

また，孟宗竹(もうそうちく)が伝来したけのこの利用が盛んになった。いちご，結球性のキャベツ，トマトなどの伝来もこの時代が最初であるが，本格的に栽培されたのは明治になってからである。きのこ類も多くの野生種が消費されている。しいたけはなため式と呼ばれる原始的な栽培法が普及し，干ししいたけは重要な乾物となっている。

海の産物である海藻（昆布，わかめ，のり，てんぐさなど）は，古代より利用されていたが，江戸時代には，海上輸送の発展で全国に流通した。徳島県鳴門海峡沿岸で生産される鳴門わかめは，青黒いものが最高級品である。よいだしがとれる北海道産真昆布や日高昆布は，北前船で日本海側を大阪まで運ばれ，沖縄にも運ばれていた。また，佃煮やおぼろ昆布などの加工品も発達した。かつおを乾燥したものは，飛鳥時代にはすでに献納品として指定されるなど，古くから利用されていたが，燻乾法さらにはカビ付けするかつお節が考案されたのは，江戸時代になってからである。

　醤油が一般に普及するようになり，東では銚子・野田などで「濃口醤油」が発達した。関西地方では，兵庫県の龍野を中心に「淡口醤油」が発達し，また東海地方では，「溜醤油」とともに「白醤油」が生まれた。山口県柳井などでは，「甘露醤油（再仕込み醤油)」が出現した。

　江戸時代は，日本食の集大成が行われ和食の完成に至った時代である。江戸時代の食物書『本朝食鑑』には，食品の一覧表が記載されている。だしの技法が高度に発達し，天ぷら，すしなどのさまざまな料理法が出現した。卵を利用した料理も発達し，『料理物語』には「玉子ふわふわ」などのいくつかの料理，また『玉子百珍』では多くの料理の記載がある。

　中国から普茶料理が伝わったことより，油揚げ，がんもどきなどの大豆加工品が多くつくられた。その後『豆腐百珍』が出版され，多くの豆腐料理が紹介され，現在でも利用されている（図4-1）。

　現代と同様な一日3回の食事が一般化し，食習慣が固定してきたのもこの時代である。これには食料生産の増加や輸送流通の発展が関係している。

(11) 明治・大正時代

　幕末の開国により，肉食禁止は消滅し肉類が料理に用いられるようになった。次第に牛鍋，カレーライスなど米食に合う料理が発展していった。養鶏場ができたのも**明治時代**となってからである。また，欧米の食文化の影響を受け，牛乳の飲用が広まった。

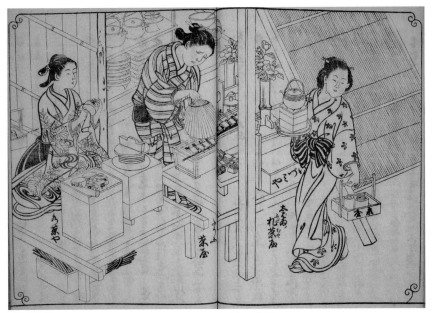

図 4-1　豆腐田楽の茶屋

（西川祐信　百人女郎品定　八文字八左衛門　1723）

　明治時代になると種々の西洋風の菓子が日本に入ってきた。菓子の分類を表
4-1に示す。明治時代初めにあんパン，後半にはジャムパンが日本で発明さ
れ，徐々に庶民の生活に溶け込んできた。

　西洋りんごがつくられるようになったが，日常的に果物が食されるようにな
ったのは大正時代後期からで，輸入された果物や品種改良された多くの種類の
果物が食されるようになった。また，結球はくさい，ルバーブ，オクラ，レタ
ス，たまねぎなどは，江戸末期から明治以降に伝来した新しい野菜である。

　嗜好飲料では大麦の六条種が煎って麦茶として用いられ，ビールの原料であ
る二条種の大麦がヨーロッパより導入された。日本におけるコーヒーの飲用の
習慣ができるのは，明治時代である。インスタントコーヒーの発明者は，在米
日本人の加藤サリトルであるとされる。

　昆布のうま味成分がグルタミン酸ナトリウムであることを発見したのは，池

表 4-1　菓子の分類

大分類	中分類	小分類	品　　　　名
和菓子	生菓子	餅もの類	安倍川餅，うぐいす餅，おはぎ，かしわ餅，鹿の子，ぎゅうひ，切り山椒，草餅，くず餅，桜餅，大福餅，だんご，つばき餅，ゆべし，わらび餅
		蒸しもの類	ういろう，かるかん，きみしぐれ，くず桜，ちまき，くず饅頭，そば饅頭，利久饅頭，酒饅頭，薄皮饅頭，蒸しようかん
		焼きもの類	今川焼，どら焼，きんつば，唐饅頭
		流しもの類	淡雪かん，錦玉かん，水ようかん
		練りもの類	練り切り
	半生菓子	焼きもの類	カステラ，くり饅頭，タルト，茶通，桃山
		流しもの類	のし梅，練りようかん
		おかもの類	もなか
	干菓子	焼きもの類	瓦煎餅，南部煎餅，巻煎餅，塩煎餅，品川巻，松風，八ツ橋
		揚げもの類	かりんとう，揚げ煎餅，揚げおかき
		打ちもの類	落雁，麦落雁，秋田諸越
		押しもの類	おこし，ごかぼう，しおがま
		掛けもの類	いしごろも，かりんとう，源平豆，雛あられ
		飴もの類	あるへいとう，カルメラ，こんぺいとう，ひき飴
	缶詰菓子		水ようかん缶詰，ゆで小豆缶詰
洋菓子	生菓子	菓子パン類	ドーナッツ，あんパン，クリームパン，ジャムパン
		ケーキ類	ショートケーキ，シュークリーム，ワッフル，エクレア
		デザート菓子類	ババロア，プリン，ゼリー
	半生菓子	ケーキ類	パウンドケーキ，バームクーヘン
		パイ類	アップルパイ，パルミエパイ
	干菓子	ビスケット類	ビスケット，クッキー，ボーロ，ロシアケーキ
		ウエハース	ウエハース
		クラッカー類	ソーダクラッカー，オイルスプレークラッカー
		チョコレート類	板チョコ，被覆チョコ，棒チョコ，フィンガーチョコ
		キャンデー類	キャラメル，ゼリービーンズ，ヌガー，チャイナマーブル，ドロップ，マシュマロ
		チューインガム	板ガム，風船ガム，糖衣ガム
		果実菓子類	マロングラッセ
		スナック菓子類	ポテトチップス，コーンチップ
	缶詰菓子		ババロア缶詰，プリン缶詰，ゼリー缶詰
	中華菓子		月餅，中華まんじゅう，（あん，肉）

〔資料：杉田浩一（熊倉功夫・石毛直道編）　日本の食・100年（のむ）　p.111　ドメス出版　1996〕

田菊苗〔明治41年（1908年）〕である。また，かつお節のうま味がイノシン酸ナトリウムであることが，大正2年（1913年），小玉新太郎により解明された。

(12) 現　　代

現在，日本は，長寿国として世界に注目され，食生活も日本の伝統的な食文化が見直されてきている。しかしながら，食生活の欧米化はますます進み，また簡単で便利な食事スタイルに変化し，ファストフード，冷凍食品，コンビニの普及など食環境は急速な変化と広がりを続けている。これらにより，健康面にもさまざまな影響が出てきている現状となっている。私たちは，先人からの知恵を受け継いで，かけがえのない日本の食文化を守りながら，さらによりよいものとしていかなければならない。

2．食の地域差

(1) 野　菜　類

自然環境に恵まれた日本では，その土地や季節ごとに採れるさまざまな旬の野菜があり，それらは地域に根づいたさまざまな**伝統野菜**（表4-2）となっている。『都道府県別地方野菜大全』（タキイ種苗株式会社出版部，2002）には68種・556品種もの地方野菜が取り上げられている。

近年，これらの伝統野菜を貴重な種の保存，地域食文化の保持，地域興^{おこ}しなどの目的で認証し，ブランド化を図ることが各地方公共団体で行われている。認定基準には差異があり，たとえば京都府では明治以前の導入の歴史を基準に，賀茂なす，聖護院だいこん，聖護院かぶなど37品とそれに準ずるもの3品を京の伝統野菜として選定している。また，大阪府では概ね100年前から大阪府内で栽培されてきた，来歴が明らかな，大阪独自の品目，品種である等の基準で毛馬胡瓜^{けまきゅうり}，守口だいこんなど17種をなにわの伝統野菜として選定している。これに対し，石川県の加賀野菜では昭和20年以前より栽培されているなどを条件

表4-2　伝 統 野 菜

都道府県	野　　菜	都道府県	野　　菜	都道府県	野　　菜
北 海 道	札幌大球キャベツ 食用ユリ 八列とうもろこし	福 島 県	会津地ねぎ 源吾ねぎ 信夫冬菜 眞渡うり 会津丸なす 立川ごぼう 館岩かぶ 会津赤筋だいこん あさぎだいこん	滋 賀 県	日野菜 杉谷なすび 山田だいこん
青 森 県	阿房宮（食用ぎく） 糖塚きゅうり			京 都 府	京野菜
秋 田 県	松館しぼり大根 とんぶり かのかぶ 平良かぶ 三関せり 鹿角マルメロ			和歌山県	うすいえんどう ふじまめ 青身だいこん
		群 馬 県	国分にんじん 陣田みょうが べにばないんげん	兵 庫 県	尼諸 丹波やまのいも 岩津ねぎ
宮 城 県	仙台長なす 仙台はくさい 仙台芭蕉菜 仙台雪菜 あまるねねぎ からとりいも 仙台曲がりねぎ 小瀬菜だいこん 鬼首菜	栃 木 県	ゆうがお 宮ねぎ 新里ねぎ	香 川 県	そらまめ さぬきしろうり
		茨 城 県	赤ねぎ 浮島だいこん 貝地高菜	愛 媛 県	伊予緋かぶ 庄だいこん
		埼 玉 県	紅赤 くわい ぼうふう 中津川いも	徳 島 県	ごしゅういも 阿波だいこん
岩 手 県	さといも 二子さといも 暮坪かぶ 安家地だいこん 曲がりねぎ 橋野かぶ			高 知 県	十市なす 弘岡かぶ
		千 葉 県	だるまえんどう はぐらうり 早生一寸そらまめ	鳥 取 県	伯州ねぎ
				島 根 県	津田かぶ 黒田せり
山 形 県	雪菜 うこぎ だだちんちゃ豆 じゅんさい 豊栄だいこん ゆずりはきもど 温海かぶ 民田なす 庄内柿 藤沢かぶ 平田赤ねぎ 小野川豆もやし おかひじき 薄皮丸なす 花作だいこん 紅大豆 高豆くうり	東 京 都	亀戸だいこん 千住ねぎ 本田うり 東京うど	岡 山 県	万善かぶら 備前黒皮かぼちゃ 衣川なす
		神奈川県	三浦だいこん 大山そだち	広 島 県	広島菜 観音ねぎ 広島おくら 矢賀ちしゃ 観音葉ごぼう
		富 山 県	真黒なす あさつき ずいき 千石豆		
		石 川 県	加賀野菜	山 口 県	笹山錦帯はくさい 萩ごぼう 岩国赤だいこん
		福 井 県	吉川なす 勝山水菜 河内赤かぶ	福 岡 県	山潮菜 三池高菜
		長 野 県	開田かぶ 沼目しろうり	佐 賀 県	女山だいこん 佐賀青しまうり
		山 梨 県	長かぶ クレソン 大塚にんじん 鳴沢菜	大 分 県	久住高菜 青長地這ぎゅうり
				宮 崎 県	糸巻きだいこん いらかぶ
福 島 県	会津小菊かぼちゃ 雪中あさづき 荒久田茎立 ちりめん茎立			熊 本 県	阿蘇高菜
		静 岡 県	水掛菜	鹿児島県	桜島だいこん 与論かぼちゃ 城内だいこん
		奈 良 県	大和まな	沖 縄 県	モーウイ（きゅうり） 島だいこん ゴーヤ

として加賀太きゅうりなど15品目を選定している。これらの制度は長野県の信州伝統野菜，奈良県の大和伝統野菜など多くの団体にも広がっている。また，江戸東京野菜，会津伝統野菜，山形伝統野菜など伝統野菜を守り，あるいは復活し，これを積極的に活用していこうという取り組みが全国的に行われている。

（2）調　味　料

1）味　　噌

　味噌は麹の種類によって大きく3つに分けられる。日本で最も多くつくられているのは，米麹を使った米味噌，大豆麹を使った豆味噌（八丁味噌）や麦麹を使った麦味噌がある。**米味噌**では京都の白甘味噌，信州味噌，仙台味噌など，**豆味噌**では岡崎の八丁味噌が著名である。また，九州や四国，中国の一部では**麦味噌**が普及している。図4－2に味噌の地域別分布を示す。

2）醬　　油

　醬油には濃口醬油，淡口醬油，たまり醬油，白醬油，再仕込み醬油（甘露醬油）がある。

　全国の醬油消費量の80％以上は**濃口醬油**である。濃口醬油は江戸時代に銚子や野田で始まり，色が濃く，香りの高い醬油で，とくに関東，甲信越より北ではもっぱらこの醬油が使われている。また，九州でも濃口醬油が多いが，ここでは甘みの強いものが好まれている。関西圏や中国，四国地方では，刺身などのつけ醬油には濃口やたまり醬油が用いられるが，煮物や吸い物などの，素材の風合いを残した薄味の料理には，淡口醬油や白醬油が使われる。**淡口醬油**は兵庫県の龍野で発祥し，色が薄く，しかし塩分濃度は濃口醬油よりも高い醬油である。また，**白醬油**は愛知県の碧南で発祥し，さらに色の薄い醬油である。名古屋を中心とした地域では**たまり醬油**が好んで用いられ，濃口や淡口，白醬油と使い分けられている。**再仕込み醬油**は山口県の柳井が発祥の地といわれ，山口県を中心に用いられている。

3）ソ　ー　ス

　ソースの消費量の地域分布をみると，近畿，中国地方がその他の地域よりも

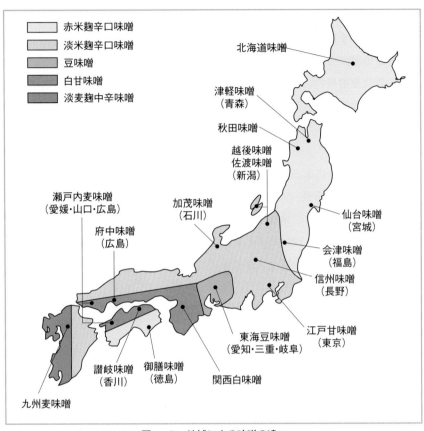

図4-2 地域による味噌の違い

多いことが知られている。また、この分布はパンの消費量とも重なっており、
興味深い。

4）だしの種類

うどんのだしの地域による違いは、関東は濃口醤油を使った色や味の濃いも
のであるが、関西は淡口醤油を用い澄んだ色の汁である。塩分濃度も関東は関
西に対してかなり高くなっている。汁にうま味を与えるだしの種類は、関東以
東ではかつお節、関西ではかつお節と昆布を併用したものが多い。だしとして
使われる煮干しは、関東甲信越以北では煮干し、関西ではじゃこ、中国・四国

ではじゃこ，またはいりこ，九州ではいりこと呼ばれることが多い。

　味噌汁のだしは，全国平均では，「かつお味」45％，「かつおと昆布の味」19％，「煮干し味」15％の順で，「かつおと昆布の味」「かつお味」「かつおと煮干しの味」を合わせたかつお系の味は75％に達するとの調査がある。しかし，東日本と中京圏では「かつお味」が多いのに比べ，阪神圏では「かつおと昆布の味」が３割を超え，また，「かつおと昆布の味」，「かつおと煮干しの味」と，だしを組み合わせて使う割合が高い。四国と福岡では「煮干し味」のだしを使う人が約３割と多いことが特徴である。

（3）料　　　理
1）雑　　　煮
　正月のおせち料理にされる**雑煮**も，地域により特徴がある。餅の形では，手早く数多くつくることができることから東日本は角餅，西日本は「家族円満」から丸餅が用いられる。また，形の違いだけではなく，香川県の高松辺では，白餅ではなく，餡餅を用いる。汁の味つけも，東日本と西日本では澄まし仕立て，関西地方は白味噌，出雲地方では小豆汁と，地方により特徴がある。具材では，その土地で手に入るものもあれば，正月のご馳走として山間部であるのに海の幸を用いる地域もある（図4-3）。

2）漬　　　物
　室町時代以降，**漬物**が発展し，「香の物」という言葉が使われるようになった。江戸時代には「香の物屋」といわれる漬物屋も誕生し，漬物は庶民の間に広まっていった。江戸時代初期に製造方法の基礎ができ，近世に入ってさらに発展し，各地の気候や，その土地の食べ物を利用したいろいろな工夫がされてきた。北海道は，魚や海藻類，東北地方は山菜，日本海側は魚，京都はとくに乳酸発酵の強い漬物，九州には大陸や南方から影響を受けたものなどがある。

3）郷土料理
　日本各地に多くの**郷土料理**がある。それらは長年にわたり，それぞれの地域で発展してきたもので，素材もさまざまでその土地で産出する素材を最良の方

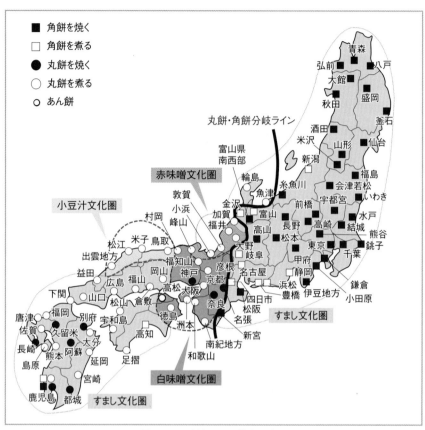

図4-3 地域による雑煮の違い

〔奥村彪生（文化庁編著） 全国から集めた伝統の味 お雑煮100選 女子栄養大学出版部 2005 より〕

法で料理する知恵が生かされている。地方独特の地理的条件や歴史により生まれたものなどさまざまなものがある。郷土料理はその土地に根づく文化であり，食べ物はその土地の特徴を具現しているものといえる。 また，時代の流れにより，淘汰され変化していった料理もある。

海に近い地域では魚や貝などの魚介類，山に近い地域では山菜や野生動物の肉を使用し，その地域で採れる食材が料理に使われている。また，使われてい

る食材だけではなく，その調理法にも独特な特徴がある。冷蔵庫のない時代を起源とするものは，漬物や干物，燻製など，長期保存に適した調理方法によるものが多い（例：山梨の鮑の煮貝）。また，長崎カステラのように，ヨーロッパから伝わった製法が独自に発展した例や，卓袱料理のように中国から伝わった例もある。明治維新とともに，海外から新しい食材や調理法が入り，これらの影響を受けて考案，改良されたものも多い。地域ごとの生活習慣によって独特の食文化が発展してきたのである。主な郷土料理を表4-3に示す。

　江戸料理と呼ばれる関東の料理は，鮮度のよい地元の材料を使用した料理が独自に発展したが，その背景には，江戸は政治経済の中心地であり大都市へ発

表4-3　日本の郷土料理

都道府県名	郷　土　料　理	都道府県名	郷　土　料　理
北海道	ジンギスカン・石狩鍋・ちゃんちゃん焼き	滋　賀	ふな寿司・鴨鍋
青　森	いちご煮・せんべい汁	京　都	京漬物・加茂なすの田楽
岩　手	わんこそば・ひっつみ	大　阪	箱寿司・白味噌雑煮
宮　城	ずんだ餅・はらこ飯	兵　庫	ぼたん鍋・いかなごの釘煮
秋　田	きりたんぽ・稲庭うどん	奈　良	柿の葉寿司・三輪そうめん
山　形	いも煮・どんがら汁	和歌山	めはり寿司・鯨の竜田揚げ
福　島	にしんの山椒漬け・こづゆ	鳥　取	かに汁・あごのやき
茨　城	あんこう料理・水戸納豆	島　根	出雲そば・しじみ汁・いも煮
栃　木	しもつかれ・ちたけそば	岡　山	岡山ばら寿司・ままかり寿司
群　馬	おっきりこみ・さしみこんにゃく	広　島	牡蠣の土手鍋・あなご飯
埼　玉	いが饅頭・冷汁うどん	山　口	ふく料理・岩国寿司
千　葉	いわしのごま漬け・太巻き寿司	徳　島	そば米雑炊・ぼうぜの姿寿司
東　京	深川飯・くさや	香　川	讃岐うどん・あんもち雑煮
神奈川	へらへら団子・かんこ焼き	愛　媛	宇和島鯛めし・じゃこ天
新　潟	のっぺい汁・笹寿司	高　知	かつおのたたき・皿鉢料理
富　山	鱒寿司・ぶり大根	福　岡	水炊き・がめ煮
石　川	かぶら寿司・治部煮	佐　賀	呼子いかの活きづくり
福　井	越前おろしそば・さばのへしこ	長　崎	卓袱料理・具雑煮
山　梨	ほうとう・吉田うどん	熊　本	馬刺し・からしれんこん・いきなりだご
長　野	おやき・信州そば	大　分	ぶりのあつめし・ごまだしうどん・手延べだんご汁
岐　阜	朴葉味噌・栗きんとん	宮　崎	地鶏の炭火焼き・冷汁
静　岡	うなぎの蒲焼・桜えびのかき揚げ	鹿児島	鶏飯・きびなご料理・つけあげ
愛　知	ひつまぶし・味噌煮込みうどん	沖　縄	沖縄そば・ゴーヤチャンプル・いかすみ汁
三　重	伊勢うどん・てこね寿司		

展し，食文化もともに著しく発展した。田畑の農作物以外に，とくに海の幸に恵まれていたため，刺身や握りずしのような新鮮な魚介類の料理が発展した。江戸湾内で採れる魚介類は江戸前と呼ばれる。また，武家社会を中心に本膳料理が発展した。町人の江戸料理や裕福な階層の高級料亭や庶民の味のそば，丼などさまざまな食文化が生まれた。

　上方料理と呼ばれる京都，大阪の料理は，北前船によって輸送された昆布が重宝され，千利休らによって懐石料理が発展した。また，淡口醤油や白甘味噌の多用が特徴となっている。京の食文化は，素材の風味を尊重した薄味の料理が発展した。土地柄，海産物に乏しかったため乾物や保存食が用いられ，長期の輸送に耐えられる押しずしや鱧料理が発展した。大阪は，江戸時代，経済流通の拠点であった。経済的な豊かさと，瀬戸内の豊かな魚介類や野菜など「諸国の台所」といわれるような食材に恵まれて，豊かな食文化が発達した。

（4）そ の 他

　うなぎは，関東と関西とでは裂き方と調理法が異なる。関東ではうなぎを裂くとき，背開きにするが，関西では腹から開く。これは武士の都市であった江戸では「切腹」を忌み嫌ったためといわれる。また，関東ではうなぎを蒲焼きにするときに白焼きにした後，蒸しを入れ，それからたれをつけながら焼くが，関西ではうなぎを蒸さず，そのままたれづけをして蒲焼きにしている。蒸しの有無は浜名湖近辺から三河にかけてが境目のようである。

　うどんとそばについては，関東と関西で消費量が異なるといわれる。これについて店舗数の統計でみると，うどん店は四国を中心にした西日本で多く，そば店は関東を中心にした東日本で多い。

　納豆は東日本でよく食べられ，西日本では消費が少ないといわれている。地域別の納豆消費額からは，東高西低の傾向が認められる。しかし，九州地方は西日本であるが，比較的消費量が多い。

　さといもの消費量も納豆と同じような分布パターンを示すことが知られており，縄文人と弥生人の分布などと結びつけて論じられている。

5 現代日本の食生活

★ 概要とねらい

　日本が現在置かれている食の状況や環境などに関する認識を高め，「よりよい食生活の営み」の基本的な知識を構築することを目的とする。

　食生活は，消費者の側と供給者の側との両面から成り立っている。両者の社会的な位置づけを理解し，食の需要者（＝消費者）あるいは食の供給者（＝食産業）のいずれの立場に立っても，食生活にかかわる課題を理解し解決していく力を身につけるため，以下の内容を学ぶ。

　第1節では，戦後の食生活での「日本型食生活」のバランスの崩れや食料経済や食環境の変化を探る。

　第2節では，食の外部化の進展，こしょく（孤食・個食・子食），食事と密接に関係するとされる生活習慣病の増加などの現状を解説する。

　第3節では，食生活に直結する食品製造業や外食産業などの食産業の状況を概観する。

　第4節では，食料自給率の推移と課題を探る。

　第5節では，フードマイレージ，CO_2排出と地産地消の関連や，食品ロス，ごみ問題などの改善策としての食にまつわる循環型社会の必要性について述べる。

1．戦後の食生活の変化

（1）欠乏から飽食へ—半世紀の推移

1）第二次世界大戦の終結と食料不足の時代

　1945（昭和20）年8月，米国・英国など連合国に対して，ポツダム宣言受諾による第二次世界大戦の終結により，明治維新以来続いていた日本の政治体制は大きく変わり，新しい時代を迎えた。戦争による農村の食料供給の不足に加えて，敗戦後の経済的な混乱の結果，この時代，**食料不足**は続き，戦時体制の時代からの**主食（米）の配給制度**が続いていた。

　敗戦からほぼ10年を経たころから，経済は回復し，1956（昭和31）年の経済白書は"もはや戦後ではない"と，戦後の混乱からの復興を果たした時代を位置づけている。この年から翌年にかけての好景気（神武景気と呼ばれた）以降，冷蔵庫，洗濯機などの電化製品も普及し，生活のレベルは次第に向上する。

　1958（昭和33）年に登場したインスタントラーメンは，インスタント時代という言葉を生み出したように，簡便な消費生活を象徴するキーワードとなった。

2）　米と小麦—主要食料の消費の変化

　過去50年の間に，**米の消費量**は大きく減少している。1960年代には，年間1人当たりの消費量はおよそ120kgであったものが，2020（令和2）年には50.8kgとなっている。米の生産は1967（昭和42）年の1,445万トンをピークとして，その後は減反政策による生産調整も行われ，近年は800万トンを下回っている。日本の風土に適した米づくりと，祝い事の餅など，各地に残る食文化を次世代に伝える意味でも，米は大切な食物として位置づけられる。新たな米の消費の方策として，米粉の利用も今後の課題とされる。

　一方，**小麦**は輸入に負うところが大きい。戦後，米国では小麦の在庫が過剰となり，当初，食料不足だった日本への援助に始まり，その後，米国小麦の輸入は年を追って増大してきた。1970年代には300万トンもの大量の小麦が輸入されるようになった。学校給食のパンは，小麦消費の大きなマーケットとなり，

日本人の食事へのパンの導入の機会となったと考えられる。

3）農業基本法と農村の変化

戦後の経済成長は，電化製品，自動車などの工業製品の生産，さらに新幹線や高速道路の整備などに大きな労働力を必要とした。いわゆる"出稼ぎ"として，昭和30年代には，農村から大量の季節労働者が各地に流出した。一方で，農業機械の導入，作物の品種改良技術の発達，農薬の普及などにより，農業の生産性は向上した。

1961（昭和36）年には**農業基本法**が公布され，**選択的拡大**の路線のもとで畜産と果樹の生産が進められた。肉の消費が次第に増えたのも，この時代である。農業機械の導入，作物の品種改良技術の発達により，農業の生産性は向上した。農業基本法はその後，環境，国際化対応，農業の多面的機能への対策の不備などの欠点を是正する方向で，1999（平成11）年に，新たな**食料・農業・農村基本法**となった。

4）輸入の増大と食の多様化

1960（昭和35）年には121品目の**農産物の貿易自由化**が行われた。なかでも1961（昭和36）年の大豆の自由化は，日本の食卓に大きな変化をもたらした。アジアから米国に伝播した大豆が，逆に大量に輸入されようになり，大豆加工品である豆腐や味噌・醤油などにも輸入大豆が使われるようになった。大豆の自給率は10％以下となった。大豆は食用油の原料にも用いられていて，その副産物である脱脂大豆の利用も新しい課題とされた。

貿易自由化が進行して，1963（昭和38）年にはバナナなど25品目，翌年にはレモンの自由化が行われ，以後，輸入品が日常の食卓に占める割合は年ごとに増えていった。グローバル化の時代を迎えて，**食の多様化**はますます進んだ。

（2）産業構造と食行動の変化

1）モータリゼーションと外食産業の発展

1960年代は技術革新の時代といわれ，産業構造は大きく変化していった。自動車や電化製品の生産が増えて，"消費は美徳"といった生活意識も広がってい

く。1965（昭和40）年には，冷蔵庫の普及率は50％を超えた。

　高速道路建設に伴って自動車の生産も増加，1963（昭和38）年に100万台だった乗用車は，2年後には200万台を超え，**モータリゼーション**は急速に拡大していった。1967（昭和42）年には，日本は米国に次ぐ世界第2の自動車生産国となる。自動車の普及とともに，**郊外型ファミリーレストラン**が発達し，終日食事を提供する新しい外食産業の形態も定着した。1971（昭和46）年には，東京・銀座に，米国ハンバーガー店の1号店が開店し，米国スタイルの**ファストフード**の時代がスタートする。

2）冷凍食品とエネルギーの転換

　食品の品質を保持するうえで，低温で食品を保管，または流通させることは，古くからの大切な課題であった。1960年代後半からの技術の発達は，**食品の低温流通**の面で大きな成果をもたらした。かつて石炭に依存していた日本のエネルギーが，60年代に石油への依存に移行して，石油の輸入増加に伴う石油化学の技術は，**プラスチック・エイジ**と呼ばれた時代を生み出した。工業生産の増大は，反面，大気汚染・水質汚染といった公害をもたらし，1967（昭和42）年には，**公害対策基本法**が公布された。

　中東から輸入される硫黄分の多い石油の燃焼によって生ずる二酸化硫黄（SO_2）による大気汚染が問題とされて，ここにSO_2の排出のない資源として，**LNG**（liquefied natural gas，液化天然ガス）が**クリーンエネルギー**として脚光を浴びた。1969（昭和44）年，LNGの輸入が始まり，以降，次第に，エネルギーはLNGが主流となっていく。

　LNGの成分はメタンで，液化した状態で輸入されたものを気化させて利用する。メタンの沸点は−162℃である。経済の発展に要請された鉄の需要も増大した。製鉄に必要な酸素は，液体空気から窒素を分離してつくられるが，ここで生じる液体窒素の沸点は−196℃である。蒸発の潜熱は熱損失を15〜20％としても，大量の**冷熱エネルギー**（低温）が得られる。**コールドチェーン勧告**（「食生活の体系的改善に資する食料流通体系の近代化に関する勧告」1965）を契機とする**低温流通の普及**や，以後の**冷凍食品の発達**は，このような冷熱エネルギ

ーの活用のもとに展開していった。

3）住宅様式の変化と台所

　食事づくりの場所である**台所**は，農村では囲炉裏^{いろり}と一体のものだった。当時
の台所は，生活の主体となる居間に対して，日のあたらない北側に置かれるこ
とが多かった。衣食住の分野で，戦後の復興の最も遅かったのが「住」の分野
であったが，1955（昭和30）年，日本住宅公団が発足して，**DK（ダイニング
キッチン）** を取り入れた新たな住宅様式がスタートした（住宅公団は2004年，
都市再生機構として改組）。"団地"と呼ばれた集合住宅は，D（ダイニング・食事）
と，K（キッチン・台所）とが一体となったスタイルが主体となり，庶民の住
宅の伝統だった"茶の間"から，食事空間と台所とが一体となった，新しい**寝食
分離**の住宅様式が定着した。また，DKが取り入れられることにより，冷蔵庫，
電子レンジなど家電製品の普及と相まって，**食事づくりの簡便化**が進んだ。

2．食生活の現状と消費生活

（1）現代日本の食生態

1）食の外部化

　食の外部化とは，女性の社会進出や単身世帯の増加，高齢者の増加，生活様
式の多様化などの影響に伴って，これまで家庭内で行われていた調理や食事を
家庭外に依存する状況のことをいう。

　"食事づくり"は，従来，家庭の生活維持に不可欠な機能である家事労働のひ
とつで，無償の労働であったが，近年女子の社会参加に伴い，図5－1に示す
グラフのM字曲線の位置が年々高くなり，食の外部化の傾向も増している。

　食品産業においても，このような食料消費形態に対応した調理済み食品や惣
菜^{ざい}，弁当といった持ち帰り食品や料理の提供などの市場開拓が進行している。
このような食生活の状態や消費生活の動向を総称して「食の外部化」と呼ぶ。
つまり，食の外部化は，「"食事づくり"を，お金を出して購入すること（＝家事

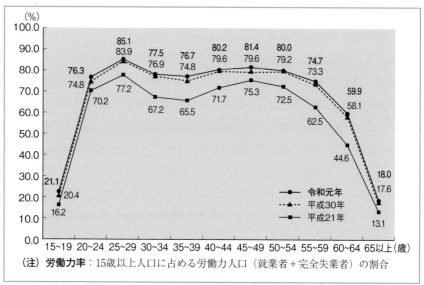

図5-1　女性の年齢階級別労働力率の推移

（総務省　労働力調査（基本集計）より作成）

サービスの購入）」ともいえる。食の外部化の推移を図5-2に示した。

　ちなみに，食以外に外部化が進行している家庭の機能は，育児，教育，洗濯，掃除，病人の世話，高齢者の介護など多様化している〔食の消費例：惣菜店，コンビニエンスストア（コンビニ），弁当店，ファストフードなどの利用。その他の消費例：保育所，クリーニング店，便利屋，病院，老人ホームなどの利用〕。

2）内食（＝内食），中食，外食

　「内食」，「中食」，「外食」の本質的な違い（区分）は，食事（料理）をだれがつくるのかという点にある。つまり，「内食」は家族のだれか（消費者）が食事をつくるが，これに対して家族以外の第三者が食事をつくり，これを消費者に提供する食事のことを「中食」および「外食」と呼ぶ。

　① **内　　食**　　内食とは，家庭内のだれかが食事をつくり，それを家庭内の食空間で食べることをいう。つまり，「内食」は，献立（メニュー）の作成から，食材の購入や保管，調理器具や食器・食具・食空間（テーブルコーディ

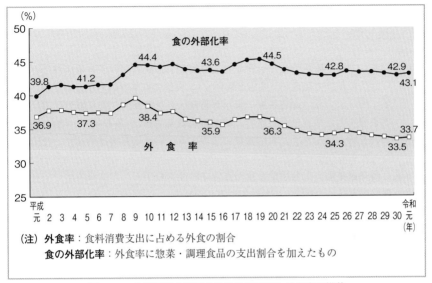

図5-2　食料消費支出に占める外部化率と外食率の推移
（資料：㈶食の安全・安心財団による推計）

ネート）の準備，調理や配膳，後片づけまでの一連の流れを家庭内で行うのが特徴であるが，これらの「内食」の機能が低下している家庭が増加の傾向にある。

②　**中　　食**　　**中食**とは，市販の弁当や惣菜等，家庭外で調理・加工された食品を家庭や職場・学校・屋外等へ持ち帰り（**テイクアウト**），手を加えずにそのまま食事として食べられる状態に調理された食品の総称である。家庭外で調理された食品を購入し，それを持ち帰って食べる食事の形態は，飲食店等へ出かけて食事をする「外食」と，家庭内で手づくり料理を食べる「内食」の中間にあることから，"なかしょく"と呼ぶ。

③　**外　　食**　　**外食**とは，食事とともに食空間を提供する食堂，レストラン，ファストフードや喫茶店，各種専門の飲食店などで食事をする形態をいう。　室町時代に出現した**茶屋***1は，家庭外での食事を提供する外食の原型といわれる。江戸時代初期の**飯屋**の定食メニューは，現代の定食の原型といえる。

中期以降には，**そば屋，留守居茶屋**＊2などが出現し，現代の各種専門の飲食店に発展している。

> ＊1 **茶　屋**：休憩所の一形態で，茶や和菓子を飲み食いさせる店舗（中世から近代にかけて発達し，茶店ともいう）。現代でも茶屋の名を留める地名が数多く残っている（お花茶屋：東京都葛飾区，三軒茶屋：東京都世田谷区，天下茶屋：大阪西成区，茶屋町：岡山県倉敷茶屋町）。ちなみに，「お茶屋」は芸妓を呼ぶ店であり，風俗営業に該当する（料理は直接提供せず，仕出し屋などから取り寄せる）。
>
> ＊2 **留守居茶屋**：大名屋敷を預かる留守居役を相手とした高級茶屋で，会席料理を出す料亭の起源といわれている。

3）平　準　化

平準化とは，近年，日常の食事（**ケの食事**）と特別な日の食事（**ハレの食事**＊3）との区別・境界が曖昧になっていることをいう。これは，食の外部化とともに食材選択の自由度が拡大したことが大きな要因といえよう。特別な日に用いられるはずの料理が普段の食事に取り入れられ，たとえば，祝いに代表的な"赤飯"が「中食」対応の弁当に，白飯の代わりに用いられ，また，"おにぎり"としても販売されている。

> ＊3 **ハレの食事**：1年を通じて決まった日に行われる年中行事（正月元旦，七草，節分，彼岸の中日，土用，盂蘭盆，十五夜，冬至，大晦日）や人生儀礼に伴う個人的記念日（誕生日，入学・卒業・就職，長寿など）に食べる食事のこと。

4）周　年　化

周年化とは，旬の境界・区別がなくなり，1年を通してほとんどの食材が手に入るようになったことをいう。農産物や水産物には，収穫が多く，おいしいとされる季節がある。この季節のものを"旬"といい，季節感を重んじる和食の食材に欠かせない。旬にかかわりなく食材を購入できる背景には，育種や栽培技術（ハウス栽培等），養殖技術（鰤や鯛，河豚，牡蠣や若布等），加工貯蔵技術（冷凍や凍結乾燥，食品包装材の開発），輸送手段の発達が寄与している。

5）個食，子食，孤食

「内食」から「中食」の割合が増加するに伴い，家族が揃って食べる**共　食**の機会が減る傾向となり，**個食，子食，孤食**が家庭内で起こっている。"3こしょく"ともいう。この背景は，「中食」の増えた主たる要因とほぼ一致する。共食は，家族・近親者・地域集団などの人間関係の繋がりを強める機会となるが，現在は徐々に減少傾向にある。

① **個　　食**　家族が揃って食卓を囲んでいるにもかかわらず，一人だけ，あるいは銘々が異なった料理を食べる食事の状況をいう。

② **子　　食**　親や大人が同席せずに子供だけで食事をする状況をいう。

③ **孤　　食**　一人暮らしのため話し相手もなく一人で食べる状況や，家族が居ながら共食できずに一人で食べる状況をいう。

（2）健康問題と食生活
1）生活習慣病と食生活

食生活の基本は，食事は1日3回（一家揃っての「朝食」，弁当持参の「昼食」，家族団らんの「夕食」）が一般的である。しかし，現代の食生活は，欠食（1日3回の食事をきちんととらない）や野菜の摂取不足，脂肪や塩分のとり過ぎ，カルシウムの不足，肥満者の増加の一方で女性の痩せ過ぎなどのさまざまな健康問題が課題となっている。朝食の欠食率は，男女とも20〜40歳代が高いとされる。**生活習慣病**（糖尿病，脳卒中，心臓病，脂質異常症，高血圧，肥満など）は食事起因の疾病と考えられている（表5-1）。とくに，肥満は生活習慣病のもとといわれ，内臓脂肪の蓄積により糖尿病や脂質異常症，高血圧などの危険因子が一個人に重なった状態を**メタボリックシンドローム**（メタボ，内臓脂肪症候群）と呼ぶ。健康な食習慣の妨げとなる点を図5-3に示した。

2）食　　育

食育基本法は，食の外部化と食習慣の変化に伴うさまざまな問題に対応すべく，2005（平成17）年に制定され，国民の一人ひとりが自分や家族の問題として食生活を見つめ直し，家庭，学校，保育所，地域その他の社会のあらゆる分

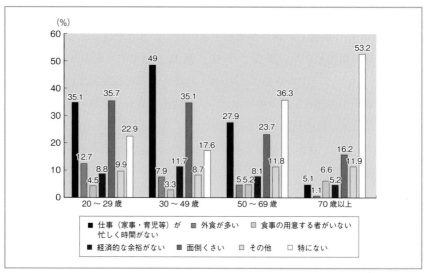

図5−3　健康な食習慣の妨げになる点（20歳以上，男女計）

（厚生労働省　令和元年　国民健康・栄養調査の概要より作成）

表5−1　近年における主たる生活習慣病の割合

疾患名	男　性（%）	女　性（%）
糖 尿 病	19.7	10.8
脂質異常症	12.9	22.4
高 血 圧	29.9	24.9
肥 　 満	33.0	22.3

（厚生労働省　令和元年 国民健康・栄養調査結果の概要　より作成）

野において食育の活動に参加，協力することが期待されている（第1章参照）。

　食事バランスガイド〔厚生労働省・農林水産省決定　2005（平成17）年〕（図5−4）は，**食生活指針**〔文部省・厚生省・農林水産省決定　2000（平成12）年，2016（平成28）年一部改正〕を具体的にするため，1日に「何を」「どれだけ」食べたらよいかを**コマのイラスト**で視覚的に表現したものである。同様の視覚媒体が世界各国で工夫されている（**アメリカ・シンガポール**：円形の皿，**カナダ**：虹，**中国**：五重の塔，**韓国**：自転車の車輪，水車等，**イギリス・オーストラリア**：円形，

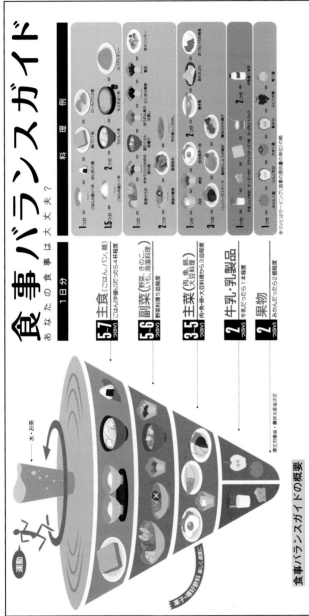

図5-4　食事バランスガイド

食事バランスガイドの概要

対　　象：成人（基本形）

目　　的：バランスのとれた食生活の実現，国民の健康づくり，生活習慣病予防，食料自給率の向上

内　　容：食品単品でなく，料理の組み合わせを中心として，何をどれだけ食べるかを表現

数量の単位：「1つ（SV）」などと表記。[SV] はservig「サービング（食事の提供量の単位）」の略で，各料理について，1回当たりの標準的な量をおおまかに示すものである。

メキシコ：円形の皿）。

「**栄養教諭**」**制度**〔文部科学省創設・2005（平成17）年〕は，小・中学校の食に関する指導（学校における食育）の推進に中核的な役割を担うことを目的としている。その職務は「**食に関する指導**（主に，肥満，偏食，食物アレルギーなどの児童生徒に対し，学級担任等と連携して，集団的な食に関する指導を行う）」および「学校給食の管理」である。

3）高齢社会

一般に**高齢化率**（65歳以上の人口が総人口に占める割合）が相対的に増加している社会を**高齢社会**という。日本の高齢化率は1970（昭和45）年で7.1%，1995（平成7）年で14.5%，2010（平成22）年には23.1%（5人に1人が高齢者），2020（令和2）年には28.4%となった。一方で，合計特殊出生率*4は低下し（1974年は2.05，2010年は1.39，2020年は1.34），世界で少子高齢化が進行している国の一つである。

高齢者は個人差が大きく，年齢だけで一概に論ずることはできないが，身体機能の低下をはじめ，さまざまな特徴がみられ，食事にも工夫が必要となる。近年，高齢者向きの食事（弁当）や食材の宅配ビジネスが進展している。

＊4　**合計特殊出生率**：一人の女性が一生のうちに出産する子供の平均数。

3．食生活の変化と食産業

（1）食品産業の概要と変遷
1）食品産業の概要

食品産業にはさまざまな定義があり一様ではないが，広義には，食物の生産をはじめ，原材料を調理・加工し，包装・梱包することなどにより**付加価値***5をつけ，最終的には消費者に販売するまでにかかわる一連の業種・業態をいう。日本標準産業分類（平成25年改定版）によると，**第1次産業の農業・漁業・水産養殖業**（生鮮食品），**第2次産業の製造業**（食料品・飲料品製造業），

表5-2　食品産業の概要

食品産業			
食品製造業	食品流通業		外食産業・中食産業
	食品卸売業	食品小売業	
【素材型】製穀・製粉，糖類，動物植物製油脂 等 【加工型】畜産・水産食料品，野菜・果実缶詰等，調味料，パン・菓子 等	野菜，食肉，生鮮魚介，加工食品等	食品スーパー，食肉，鮮魚，野菜・果実等	【外食】営業給食（飲食店，国内線機内食等，宿泊施設），集団給食（学校，事業所，病院，保育所給食）料飲主体（喫茶店，居酒屋，ビアホール等，料亭・バー等） 【中食】料理品小売業（弁当給食〔契約により弁当を事業所に配達する形態〕を除く）

（農林水産省　令和元年　食品産業に関する資料より作成）

第3次産業の**飲食料品の卸^{おろし}・小売業**（無店舗，通信販売，自動販売機を含む），**宿泊・飲料サービス業**（飲食店，持ち帰り・宅配サービスなど）などがある。

　これらを現代の食形態を背景にまとめると，表5-2のように大別できる。

　＊5　**付加価値**：事業者が自らの生産プロセスで純粋に生み出す価値のこと。国内で生み出された付加価値の総額がGDP（国内総生産）である（景気の判断に重要な数値）。

2）食品産業の変遷

　戦後の食料難時代を経て**1960年**代ごろまでの食材の調達はもっぱら**専門小売店**（米穀，野菜，果物，魚介，食肉，乾物，酒，菓子，パン，茶など）であり，**内食産業**を中心としつつ，駅や繁華街中心に**飲食店**も拡大した。

　1970年（大阪万博）以降は，**チェーン経営の外食産業**（ファミリーレストランや高級レストラン，居酒屋，ラーメン店など）が成長し，ピザなどの冷凍食品も台頭^{たいとう}した。また，**フランチャイズ**＊6（FC，franchise）展開の**コンビニエンスストア**（CVS，convenience store，コンビニ）が進出した。**1980年**代は，食料品を専門に扱う**スーパーマーケット**（SM，supermarket，スーパー）といわれる小売店や**総合スーパー**（GMS，general merchandise store）と呼ばれる衣食住の総合店が台頭し，調理済み食品や加工食品が広まった。一方，CVSで持ち帰り弁当チェーンの展開が本格化し現在の**中食産業**のもととなった。**1990年**代は，バブ

ル崩壊で消費不況が本格化する一方，ピザの**宅配サービス**が登場し，回転寿司やコーヒーチェーンが本格化した。また，集団給食関連事業が民間委託で進展し，外食産業のピークを迎えた。**2000年**以降は，BSE（牛海綿状脳症 bovine spongiform encephalopathy）や鳥インフルエンザ騒動が業界に打撃を与え，企業の合併と買収（**M & A**, merger and acquisition）で業界再編成が加速した。

　近年は，**ネットスーパー**（インターネット等で注文を受け宅配サービスする）や**通販**（**通信販売**）が広がりをみせている。**食の外部化**が進んだ結果，かつては各家庭で行われていた調理・加工を担う専門業者が発展し，おにぎりや弁当，冷凍食品，レトルト食品，惣菜のような**調理済み食品**が成長している。**高齢社会**を迎えた現在，各食産業は，社会的な課題という位置づけで高齢者のニーズに対応した食事の提供についても取り組みを始めている（第6章参照）。

　　＊6　**フランチャイズ**：本部（フランチャイザー）と加盟店（フランチャイジー）が独立して経営し，同目的のために役割分担して協力するシステム。本部は経営や店舗運営のノウハウや技術等（フランチャイズパッケージ）を提供し，加盟店は対価（ロイヤルティー）を支払い，店舗を運営する。

（2）食生活と産業

1）内 食 産 業

「内食産業」は，消費者に家庭内食事の食材（＝食品）をそのまま生で食べるか調理して食べる「**生鮮食品**」あるいは「**加工食品**（冷凍食品，インスタント食品，レトルト食品，菓子，惣菜，肉屋の揚げたてコロッケや生鮮コーナーの刺身盛り，店頭での焼きたて鰻の蒲焼や焼き鳥などを含む）」を直接販売する事業者のことで，店舗販売と無店舗販売(生協や通販など)がある。スーパーマーケットは，毎日のように利用しやすい地域密着型の展開をしており，消費者にとって日常性が高い。

2）中 食 産 業

中食産業は，「内食」および「外食」に対応している事業者のことで，さまざまな業態がある。消費者のニーズを取り込み，外食産業でありながらテイク

アウトもある専門店（ファミリーレストラン，寿司屋，ベーカリー，デリ＆カフェや一流ホテル）も参入している。また，中食産業でありながら**フードコート**（セルフサービスの簡易な飲食店を集めた区画のこと）で出店し，**イートイン**（店舗内で食事もできる）やオープンキッチンの併設も多い。

コンビニエンスストアは中食産業の最も有力な業態である。おでんやフライ以外は**ベンダー**（弁当・物菜を製造し売ることが専門の業者）の商品である。商品開発はベンダーとチェーン本部の開発部門と，食材や調味料メーカーがコラボレーションしている。**デパ地下**や**駅ナカ**は，百貨店や駅のなかに出店しているテナント（店舗）のことである。

これらは，天候・曜日・時間帯による消費者のニーズの変化に応じて品揃や価格を変えるウエザー・ウイークリー・タイム**マーチャンダイジング**（MD，merchandising）対応を行っていることが多い。

3）外食産業

外食産業は食空間とともに和洋中のさまざまな専門的メニューを提供するという点で，「内食」や「中食」とは異なる。**チェーン経営**には，**直営展開店**と**フランチャイズ店**の2つのタイプがあるが，混合型も多い。フランチャイズ店中心の店舗として，**和風ファストフード店**（ハンバーガーやフライドチキン店に対し，牛丼，天丼，回転寿司などの和食のファストフード店をいう）や**和風チェーン店**（寿司，弁当，ラーメン，居酒屋など）が進展している。また，近年は，**少子高齢化**によるライフスタイルの変化に対応したサービスの取り組みがみられる（第6章参照）。

4．食料の供給と食料自給率

（1）食料自給率
食料の国内生産の割合を示すのが**食料自給率**で，いくつかの見方がある。
1）供給熱量（カロリーベース）食料自給率
　最も一般的に用いられる指標で，通常，自給率という場合はこの数値が使われている（エネルギーベース食料自給率ともいう）。

　図5-5のように，日本の**カロリーベースの食料自給率**は，供給熱量（消費）2,426kcalに対して国産で供給される熱量は2019（令和元）年で918kcalと比率にして38％である。つまり日本の食料は60％以上を外国に依存しているということになる。国の統計が始まった1960（昭和35）年には79％と高い水準であったものが，過去60年間，一貫して減少してきた。

2）生産額ベース食料自給率
　経済活動のうえでは，食料自給率は希少価値のある少量生産の野菜や魚介類

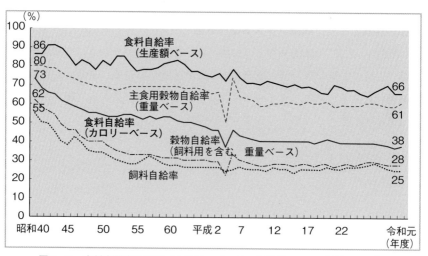

図5-5　食料自給率の推移（カロリーベース，生産額ベース，重量ベース）
（農林水産省　食料需給表）

などのウエイトも関係する。輸入飼料に頼る畜産物なども，生産額のうえでは国産として扱われる。米の生産額をはるかに上まわる輸入飼料によって生産される肉類や乳類を考慮したのが，**生産額ベースの食料自給率**である。ここ40年間で食料自給率は全体として減少している（図5-5）。農林水産省は自給率の向上のための施策として，2015（平成27）年に**食料自給率計算ソフト「こくさんと学ぶ料理自給率」**を設けた。これによって，日常の食事でのエネルギー，ビタミンやミネラルなどの栄養素の国内での充足率，つまり**クッキング自給率**などを知ることができる。

（2）食料需給表

　国全体の食料供給と利用の動向を示すために，毎年農林水産省が公表しているのが**食料需給表**（food balance sheet）である。ここで**供給量**は，生産された食料の総量に輸入量を加えたもの，**利用量**は消費される純食料の量のほか，輸出量，家畜給餌量，貯蔵配送中の損失なども含まれる。食料需給表により，国民1人1日当たりの食料供給量，摂取熱量，たんぱく質量などが示される。厚生労働省の国民健康・栄養調査が，消費の側から行うものであるのに対して，食料需給表では供給側から算出するものである。

　食料需給表は，原則として国連のFAO（国際連合食糧農業機関）による食料需給表作成の手引きに準拠して作成されており，世界各国の間での食料需給の比較を行ううえでも役立っている。

（3）都道府県別にみた食料自給率

　災害など非常時の食料の供給を考えると，**地域ごとの食料自給率**も問題となる。ここでは，農産物の生産量と人口の多少も関係してくる。食料自給率を都道府県別にみたのが表5-3である。供給熱量ベース（カロリーベース）では，北海道，秋田，山形，青森，新潟など，米や畑作物の生産の多いところで食料自給率は100％以上と高い。逆に東京，大阪など人口の多い大都市では，食料自給率は低い。また，生産額ベースでは，北海道，青森，宮崎，鹿児島など，

表5-3　都道府県別食料自給率〔2018（平成30）年度概算値〕

（単位：％）

	カロリーベース	生産額ベース		カロリーベース	生産額ベース		カロリーベース	生産額ベース
北海道	216	211	石　川	47	50	岡　山	36	62
青　森	123	241	福　井	66	59	広　島	21	39
岩　手	107	199	山　梨	19	85	山　口	29	44
宮　城	73	96	長　野	53	134	徳　島	41	116
秋　田	205	163	岐　阜	25	43	香　川	33	92
山　形	145	191	静　岡	15	53	愛　媛	35	114
福　島	78	93	愛　知	12	32	高　知	43	170
茨　城	70	120	三　重	39	64	福　岡	19	36
栃　木	66	122	滋　賀	49	38	佐　賀	72	136
群　馬	32	96	京　都	12	19	長　崎	39	145
埼　玉	10	17	大　阪	1	6	熊　本	56	159
千　葉	24	59	兵　庫	15	38	大　分	42	114
東　京	0	3	奈　良	14	23	宮　崎	60	284
神奈川	2	12	和歌山	28	110	鹿児島	78	275
新　潟	109	112	鳥　取	61	135	沖　縄	34	63
富　山	76	63	島　根	61	106	全　国	38	66

（注）　食料需給表，作物統計，生産農業所得統計 等を基に農林水産省で試算した概算値。

畜産，野菜，果樹の高い地域で食料自給率が高い。

　不測の事態では流通経路が絶たれるので，大都市への食料の安定供給のためには，地域ごとの食料の生産や流通基盤のいっそうの整備が求められている。

（4）主要国の食料自給率

　世界各国のカロリーベースの食料自給率をみると，小麦やとうもろこしなどの穀類の生産の多い国で自給率が高いことがわかる（図5-6）。穀物自給率については，日本では米の自給率は高いものの，小麦の自給率が低いことから，28％と諸外国（OECD加盟国＊7・38か国）のなかで32位と低い（2018年）。小麦の生産量が増加したドイツやイギリスは食料自給率が向上している。

　図に掲げた国以外では，中国は米，小麦，じゃがいもの生産は世界1位で，自給率は高い（99％）。米国の自給率が高いのは，とくにとうもろこしの生産が世界全体の約30％を占めることによる。フランスはヨーロッパで唯一の農業

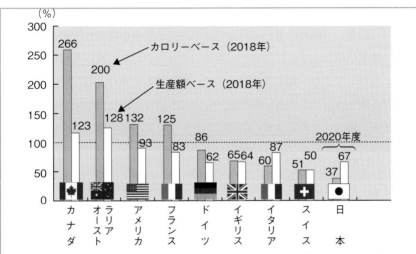

(%)

(資料) 農林水産省「食料需給表」，FAO"Food Balance Sheets"等を基に農林水産省で
　　　試算。（アルコール類等は含まない）
(注)　1．数値は暦年（日本は年度）。スイス（カロリーベース），イギリス（生産額ベ
　　　　ース）については，各政府の公表値を掲載。
　　　2．畜産物及び加工品については，輸入飼料・輸入原料を考慮して計算。

図 5‐6　世界各国の食料自給率（カロリーベース）

大国とされ，大麦の生産はロシアに次ぎ第 2 位，小麦も大量につくられている。

＊7　**OECD 経済協力開発機構**：Organization for Economic Co-operation and
　　　Development

5．環 境 と 食

（1）稲作と微生物利用の発達

　日本列島の位置するユーラシア大陸の太平洋沿岸一帯は，アジアモンスーン
地帯と呼ばれる降雨量の多い地域である。夏季の太平洋上からの南東の季節風
が大量の雨を降らせる。年間降水量は月平均，東日本で1,500mm程度，西日
本では2,000mm以上とヨーロッパの500〜700mm程度に比べてはるかに多い。

夏の高温多湿の気候に適した**稲作**が2000年以上前に大陸から九州の北部に伝えられ，以来，全国に普及して，今では北海道も重要な稲作地帯となっている。日本の農業は稲作を中心に発達し，各地の祭りなどにみられる多様な農耕文化をつくりだしてきた。高温多湿の風土は，**微生物**の生育にも適している。多彩なきのこ類も食用とされる。微生物のなかでも**コウジカビ**（*Aspergillus oryzae*）は，味噌，醤油，日本酒などの製造に欠かせない有用微生物である。微生物利用の発酵工業は産業界に大きな地位を占めている。

（2）地産地消

　地元生産・地元消費の略称が**地産地消**で，食料をその地域で自給することを示す言葉として使われている。流通が発達していなかった時代には**身土不二**（しんどふじ）という言葉が使われていた。身，つまり人のからだは，土から生産される作物と一体（不二）であるということで，まさしく地産地消を示す言葉である。

　地域おこしの方策として，自治体として地産地消を推奨しているところも多い。生産者にとっては安定した供給先が確保され，消費者にとってはつくり手の顔が見える安心感から，各地で広がっている。

（3）フードマイレージ

　遠隔地で生産される食品を購入する場合には，輸送のためのコストがかかる。運ばれる距離が長くなれば，自動車・航空機など輸送機関の燃料によって排出されるCO_2も増大する。食品を，その重量と生産地からの距離との関係で示したものが，1994年にイギリスで提唱された**フードマイル**の考え方で，これに基づいて日本では輸入食品の重量と輸出国からの距離に特化した**フードマイレージ**の指標がつくられた。フードマイレージは，**輸入食料（重量）×輸出国までの距離**（トン・km）で表され，エネルギー消費と直結するため，環境への負荷の指標として用いられる。

　大量の輸入食品に依存している日本では，フードマイレージは，およそ9,000億トン・kmとされ，3,000億トン・kmの第2位の韓国を大きく引き離し

て，世界で最も大きな数値となっている（2008年）。現在では，輸入食料に限らずフードマイレージが用いられることが多い。

（4）バーチャルウォーター

　農産物も畜産物も，それを生産するためには農業用水や家畜に与える飼料や水分などが必要であり，これらの食材を国内でつくるとすれば，それなりの水が必要である。輸入品の増大は，同時に輸出国の水を消費しているということである。輸入食品を消費地でつくったらどのくらいの水が必要か―これがバーチャルウォーター（仮想水）である。

　年間に輸入される食品の生産に使われる水は，数百億㎥とされ，国内の農業用水の量を上まわるものとなる。ある試算によれば，牛丼1杯の80gの牛肉をつくるための水は，1.6トンにも及ぶという。世界各地で水資源の不足している地域が問題とされるなかで，バーチャルウォーターの視点は，環境問題を考えるうえでも注視しなければならない。

（5）スローフード運動の広がり

　スローフードという言葉は，ファスト（fast・早い）フードに対比して生まれたものだが，必ずしも“ゆっくり”という意味だけを示すものではなく，地産地消や手づくり，環境に配慮した食生活，伝統的な食文化の継承といった，さまざまな要素を含んでいる。

　1986年，イタリア北部のピエモンテ州ブラ市で，地元の手づくりの食のよさを見直す活動としてスローフード運動は発足した。その後，イタリアだけでなく，世界各地に波及して，2000（平成12）年ごろから日本でも注目され，2004（平成16）年にはスローフードジャパンの組織が設立された。全国を10ブロックに分け，各地に支部を置いて活動を行っている。

　加工食品や外食の増加といった食の社会化が進行するなかで，地域の食材や郷土料理の見直しの風潮も人気を呼んでいる。観光面でも，地域の産物を販売する道の駅や，農業体験をテーマとしたアグリツーリズムなどに関心が寄せら

れてきた。広義のスローフード運動は，さまざまな分野で根づいている。

（6）食品ロス率

　本来食べられるものが廃棄される割合が**食品ロス率**と呼ばれる。農林水産省が行っている食品ロス統計調査では，次式により算出を行っている。

【世帯調査】

$$食品ロス率 = \frac{食品ロス量}{食品の使用量} \times 100$$

【外食産業調査】

$$\frac{食べ残しの}{量の割合} = \frac{食べ残し量}{食品使用量（提供量）} \times 100$$

$$食品ロス量 = 食べ残し重量 + 直接廃棄重量*8 + 過剰除去重量*9$$

＊8　**直接廃棄重量**：賞味期限切れ等により料理の食材またはそのまま食べられる食品として使用・提供されずにそのまま廃棄した重量。

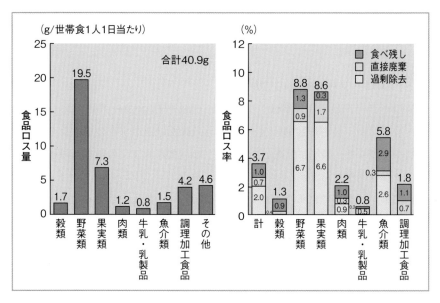

図5-7　世帯における食品ロス（2014年度）

〔資料：農林水産省　食品ロス統計調査（世帯調査）〕

＊9　**過剰除去重量**：調理時にだいこんの皮の厚むきなど，不可食部分を除去する際に過剰に除去した可食部分の重量。これには，腐敗等により食べられないことから除去した可食部分の重量も含まれる。

　また，**食品リサイクル法**では，**食品廃棄物等として廃棄される食品**を次のように定義している。

①　食品が食用に供された後に，又は食用に供されず，廃棄されたもの

②　食品の製造，加工又は調理の過程において副次的に得られた物品のうち食用に供することができないもの

　可食物とされる食品の廃棄や食べ残しは，生産から消費にいたるさまざまな段階で生じる。食品メーカー，卸売業者，小売店，飲食店，家庭と，それぞれに食材や調理品が廃棄されている。食品業界では，賞味期限までの期間の3分の1を過ぎると小売店に納入しない習慣があり，大量の加工食品が店頭に届く前に廃棄されている。

　図5-7にみるように，家庭での食品ロスで多いのは野菜類や果実類で，最

表5-4　食品ロスの発生抑制のポイント

●食品ロスを抑制するためには，製造・流通・消費の各業種・業態ごとの特性や取引・販売の実態を踏まえて，適切な発生抑制への取組を行うことが必要である。	
●また，「買いすぎ」「頼みすぎ」「過度な鮮度志向」など食品ロスを増やす要因となる行動について，消費者一人一人が注意することも重要である。	
各段階での発生抑制に有効と考えられる取組の例	
製 造 段 階	・科学的な根拠に基づく適切な期限表示の設定（必要以上に短い賞味期限の見直し） ・製造過程で生じる規格外品や品質上の問題なく返品された商品の通常の販売経路外での有効利用 ・不良品等製造ロスの発生率の低減
流 通 段 階	・商品の過剰仕入れや食品製造業者への安易な返品の抑制 ・業者による画一的な販売期限の設定のあり方の見直し ・賞味期限が近付いている商品の値引き販売等による売り切り
消 費 段 階	・食べ残しが発生しないようなメニュー，盛り付け・サービングの工夫 ・賞味期限など食品期限表示についての正しい理解の促進

（資料：農林水産省　食品ロスの現状について　2008）

近多くなった小分けした野菜の販売方式は，むだな廃棄量を出さないために有効である。生産から消費にいたるまでの食品ロスを減少させるためには，表5－4に示す点に配慮することが求められている。

（7）食品リサイクル法

　生活の向上，地球規模での物流の発達，生産の増大など，快適な生活環境を求める一方で，限りある資源を有効に利用することへの認識が高まってきた。1993（平成5）年に**環境基本法**が制定されて，環境の保全や資源の活用の基本理念が描かれ，これに基づく**環境基本計画**が策定された。

　2000（平成12）年には**循環型社会形成推進基本法**が制定され，廃棄物やリサイクル関連の施策の基本方向が示された。これを受けて，2001（平成13）年，食品廃棄物を減らし有効に資源を活用することを目的とした，**食品循環資源の再生利用等の促進に関する法律**（通称，**食品リサイクル法**）が施行された。

　食品リサイクル法は2007（平成19）年の改正で，業態ごとのリサイクル率アップの目標を定めた（2012年度までに食料製造業85％，食品卸売業70％，食料小売業45％，外食産業40％）。さらに，2019（令和元）年には新たな目標値が設定された（2024年度までに食料製造業95％，食品卸売業75％，食品小売業60％，外食産業50％）。

　循環型社会は，Reduce（**抑制**），Reuse（**再利用**），Recycle（**再循環**）の3つの**R**が大切な眼目とされている。廃棄された食品は，堆肥化，飼料化，発酵処理によるメタンガス化などで活用されている。

6

食品産業の役割

★ **概要とねらい** 〜〜〜

　食品の流通システムは，食品以外の商品に比べて多種多様であり，フードシステムと呼ばれる食品特有の流通システムを形成している。

　とくに「食」（消費）と「農」（生産）との距離の関係は，高度経済成長期以降，次第に隔たり，これを克服するために，食品製造業，食品流通業，外食産業などの食品産業を構成する多くの担い手が介在するようになった。食品産業の役割を考える場合，動向を含めた全体の流れを把握しなければならなくなったのである。

　また，食品はそれぞれの商品がもつ特性や，それらの商品に対する消費者の購買行動，さらにはそれぞれの供給者の生産構造によって流通経路が異なっており，その流通形態はきわめて複雑な構造をもっている。いうまでもなく，流通は生産者と消費者を結ぶ重要なパイプであって，生産者から卸売業者・小売業者などの流通業者を経由して，消費者の手元に届けられる流通システムを形成している。

　小売業者は流通の末端にあり，消費者と直接接する立場にある。そのため，商品を販売するだけでなく，商品に関するさまざまな情報や，各種のサービスを提供している。少子高齢社会を迎えたわが国の流通システムでは，従来の大量消費の流れが変化し，さまざまな立場でこだわりをもって消費するようになり，これに伴って流通の末端レベルでも新しい業態があちらこちらで生まれるようになってきた。

　そこで本章では，「食」と「農」との間に介在する食品製造業，食品流通業，外食産業などの食品産業を構成する担い手の役割を俯瞰しながら，フードスペシャリストにとって必要な基本的知識を学ぶ。

1．フードシステムと食品産業

（1）食品産業

　食品産業は，**食品製造業**（食品工業や食品加工業ともいう）と**食品流通業**（食品卸や食料品小売業などを含む），**外食産業**の３つの産業から構成されている。**食品製造業**は，農産物や畜産物，水産物をさまざまな手法で加工して消費財を供給している産業で，そのなかには，ナショナルブランドの食品メーカーから伝統的な食品をつくっているメーカー，小規模ではあるがこだわりの食品をつくっているメーカーなどさまざまな企業がある。**食品流通業**は，卸売市場や仲買人などの食品卸やスーパーマーケット（スーパー）や専門店などの食品小売業，食品倉庫業，食品運送業などで構成されている。**外食産業**は，広義には，ファミリーレストランやファストフードから食堂や高級レストラン，喫茶店，調理済み弁当や惣菜などを取り扱う中食，機内サービスやケイタリング，社員食堂などを含む産業である。

　生鮮食品・加工食品を問わず，食事をする際に人体に有害なものは食品とはいえず，常に食品は安全でなければならない。また，食品産業には，健康志向，高級化・多様性，本物志向，簡便化への対応も要求されている一方で，常に消費者から商品の低価格化が求められている。このような消費者志向の多様化に対応し，また人口が増加しない状況では消費量もこれ以上増加が見込めないため（このような消費量が飽和した状況を**市場の成熟化**という），原料や製品の管理から調達までいくつかの食品産業との連携を強化しながら，各企業は独自の商品を発売するなど創意工夫をしている（自社の商品が他社の同等の商品と比べて消費者に違いがあると認識させることを**差別化**という）。

（2）フードシステム

　生産された農産物や食品が消費者に届くまでの流れを**フードシステム**という。

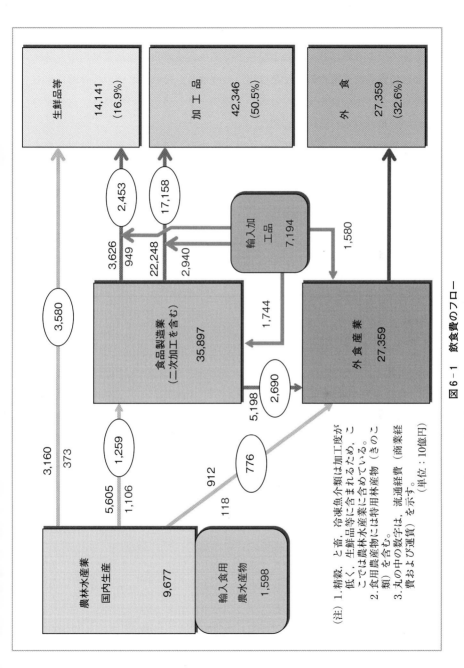

図6−1 飲食費のフロー

(資料：農林水産省大臣官房情報評価課　農林漁業及び関連産業を中心とした産業連関表　平成27年表)

フードシステムは川の流れにたとえられ，食品の原材料をつくる農業・漁業は最も上流の川上と呼ばれ，それを原料として生産する食品製造業は川中，スーパーなどの食品流通業や外食産業は川下と呼ばれ，それぞれ強い相互関係をもちながら，わが国の食を支えている。このフードシステムの経路は，次の4つの流れに分類される（図6-1参照）。

① 農業や林業，漁業で生産された農水産物が，ほとんど形状や性質を変えないで，あるいは加工度の低い農水産物（食肉，冷凍魚介類，精穀）が，食品流通業を経て消費者に至る流れ〔2015（平成27）年の産業連関表の価額でフードシステム全体の16.9％〕。

② 農水産物が，食品流通業を経て食品製造業に渡り，そこで加工・処理され加工食品となり，再び食品流通業を経て消費者に至る流れ（同 50.5％）。

③ 農水産物が，食品製造業で加工食品となり，それが外食産業の材料となり，消費者が飲食店等で消費する流れ。

④ 農水産物が，食品流通業を経て外食産業に渡り調理等され，それを消費者が飲食店等で消費する流れ（同 ③と④の合計で32.6％）。

（3）食品産業の就業者数の推移

表6-1で食品産業の就業者数をみてみると，全産業の総就業者数は1970（昭和45）年の5,211万人から2015（平成27）年の5,889万人へと増加しているが，2000（平成12）年に比べると400万人余り減少している。食品産業の就業者数は同じ期間中509万人から613万人へとより大きく増加しているため，全就

表6-1　食品産業の就業者数

（単位：万人，％）

	1970年	1980年	1990年	2000年	2015年
食 品 製 造 業	106（ 2.0）	114（ 2.0）	138（ 2.2）	147（ 2.3）	116（ 2.0）
食品卸・小売業	245（ 4.7）	285（ 5.1）	333（ 5.4）	346（ 5.5）	271（ 4.6）
外 食 産 業	159（ 3.0）	225（ 4.0）	252（ 4.1）	276（ 4.4）	227（ 3.8）
食 品 産 業 計	509（ 9.8）	624（11.2）	724（11.7）	768（12.2）	613（10.4）
全 産 業	5,211（100.0）	5,567（100.0）	6,168（100.0）	6,289（100.0）	5,889（100.0）

（資料：総務省　国勢調査）

業者数に占める食品産業のシェアは1970年の9.8％から2015年の10.4％と増加している。これを産業別にみると，食品製造業が1970年の2.0％から2015年の2.0％，食品卸・小売業は1970年の4.7％から2015年の4.6％と横ばいなのに対して，外食産業は同時期の3.0％から3.8％へと上昇している。

2．食品製造業の規模と動向

食品製造業とは，加工食品の製造を生業としている企業もしくはその集団を示す言葉であるが，たとえば表6-2にあるように，そのなかには多くの業種が含まれている。それらには少数の**大企業**が高い市場シェアを占めているような業種（少数の企業が市場シェアのほとんどを占めている市場を**寡占市場**という）

表6-2　食品製造業の業種別製造品出荷額（従業員4人以上）

（単位：10億円，％）

	1970年	1990年	2010年	2018年
畜 産 食 料 品	937（ 13.1）	4,922（ 14.7）	5,246（ 15.6）	6,875（ 17.4）
水 産 食 料 品	816（ 11.4）	4,015（ 12.0）	3,122（ 9.3）	3,362（ 8.5）
農 産 食 料 品	187（ 2.6）	925（ 2.8）	774（ 2.3）	858（ 2.2）
調 味 料	334（ 4.7）	1,544（ 4.6）	1,826（ 5.4）	2,040（ 5.2）
糖 類	374（ 5.2）	709（ 2.1）	474（ 1.4）	547（ 1.4）
精 穀 ・ 製 粉	351（ 4.9）	1,646（ 4.9）	1,225（ 3.6）	1,443（ 3.6）
パ ン ・ 菓 子	1,000（ 14.0）	4,130（ 12.4）	4,589（ 13.6）	5,443（ 13.8）
動 植 物 油 脂	316（ 4.4）	776（ 2.3）	760（ 2.3）	1,021（ 2.6）
そ の 他 食 料 品	594（ 8.3）	4,319（ 12.9）	6,098（ 18.1）	8,193（ 20.7）
清 涼 飲 料	262（ 3.7）	1,845（ 5.5）	2,265（ 6.7）	2,465（ 6.2）
酒 類	1,310（ 18.3）	4,334（ 13.0）	3,516（ 10.4）	3,334（ 8.4）
茶 ・ コ ー ヒ ー	99（ 1.4）	607（ 1.8）	532（ 1.6）	593（ 1.5）
製 氷	17（ 0.2）	41（ 0.1）	28（ 0.1）	64（ 0.2）
た ば こ	— （ — ）	2,365（ 7.1）	2,100（ 6.2）	2,041（ 5.2）
飼 料 ・ 肥 料	554（ 7.7）	1,246（ 3.7）	1,171（ 3.5）	1,283（ 3.2）
食 品 製 造 業	7,151（100.0）	33,423（100.0）	33,728（100.0）	39,563（100.0）

（注）　この表で農産食料品とは，日本標準産業分類の「野菜缶詰・果実缶詰・農産保存食料品製造業」を指す。

（資料：経済産業省　工業統計表　産業編）

もあれば，**中小企業**が多数存在する業種もある。また，製造している商品は，味噌や醤油，清酒などの伝統的食品を製造する企業もあれば，比較的新しくわが国に入ってきた外国由来の食品を製造する企業もある。

（1）食品製造業の市場規模 ―「1割産業」―

　経済産業省「工業統計表」（全製造事業所）によると，2018（平成30）年の食品製造業の市場規模は事業所数が44,898か所，従業者数が128.5万人，製造品出荷額が39.9兆円であり，これは製造業全体のそれぞれ12.9％，15.9％，11.9％も占めている。この数値は近年上昇傾向にあるが，ほぼ1割を占めていることから，食品製造業は製造業全体の**1割産業**と呼ばれている。

　食品製造業を構成する業種の市場規模は一律ではない。そこで表6－2で，2018年の各業種の製造品出荷額（従業者4人以上の事業所に関する統計表）をみてみると，めん類や冷凍調理食品，惣菜，弁当，レトルトなどが含まれる「その他食料品」が最も大きく，食品製造業に占めるシェアは20.7％にも及ぶ。そのほかでは，畜産食料品（17.4％），パン・菓子（13.8％），水産食料品（8.5％），酒類（8.4％）などが市場規模の大きい業種である。逆に，動植物油脂（2.6％）や農産食料品（2.2％），茶・コーヒー（1.5％），糖類（1.4％），製氷（0.2％）などは相対的に市場規模が小さい業種である。

（2）食品製造業の規模の推移

　さらに，表6－2で出荷額の推移をみると，まず食品製造業全体では，1970年の7.2兆円から2018年は39.6兆円と大幅に増加している。しかし，その年々の増加率をみると，1990年から2010年は0.1％増と横ばいになり，2010年から2018年は17.3％増と再び伸びている。1970〜2018年の業種別出荷額をみると，その他食料品が出荷額を大きく伸ばし続けており，他に清涼飲料，畜産食料品，調味料，パン・菓子，製氷などが年々伸びている。逆に増加率が低い業種には，糖類，飼料・肥料，酒類，動植物油脂，茶・コーヒーがあげられる。

（3）食品製造業の近年の動向

　食品製造業全体で17.3％増加した2010年から2018年の業種別の出荷額の変化に注目してみると，特に2.3倍になった製氷をはじめ，その他食料品，動物性油脂，畜産食料品などで高い伸びを示している。逆に，水産食料品，清涼飲料，飼料・肥料などでは出荷額の伸びが比較的小さく，酒類とたばこでは，この期間，出荷額が減少している。

3．食品製造業の目的と特徴

（1）食品の加工と付加価値

　食品製造業は，農産物などの原料を加工し，**付加価値**をつけ，販売している。この付加価値には次のようなものがある。

　① **貯蔵性**　　食品は，長期間，生鮮品のままの品質や形状で保存することは困難である。そのため，原料を乾燥や塩漬け，びん詰，缶詰，冷凍，冷蔵などの加工を行い，貯蔵性を高めている。これらにより腐敗のリスクを減らし，収穫期以外の時期でも食べられるようにし，また食品の移動もしやすくなり，遠距離の消費者にも供給が可能となる。

　② **利便性**　　原料のなかには，そのままの形では食べることができず，必ず加工作業を伴うものがある。たとえば，精米や精穀，精糖，製油などがこの例である。

　③ **美味性**　　消費者をより満足させるために，おいしさと嗜好性を高めることである。たとえば，菓子類や清涼飲料などがこれに相当する。

　④ **簡便性**　　加工の過程のほとんどを食品製造業が行い，家庭でわずかな家事により，食卓へ提供できるもので，家庭で廃棄物の排出量を抑えることができる側面をもつ。たとえば，冷凍食品や各種の調理済み食品がこれに相当する。また，複数の食材により調理されている食品を複合調理食品という。

　⑤ **栄養性**　　不足する栄養素を付加したり，有効成分を添加し，健康の維持と向上，さらには病気の予防効果やリスク低下を期待される商品もつくら

れている。このような保健機能食品として，特定保健用食品，栄養機能食品と機能性表示食品がある。

⑥ **変 形 性**　原料とは異なる形に加工され，原料にない特性をもつ食品である。酒類，味噌，醤油，納豆，チーズ，ヨーグルトなどの発酵食品やポテトフラワーなどの組み立て食品がこれにあたる。

（2）食品製造業の特徴

　食品は，**生鮮性**と**必需性**をもつゆえに，それを加工する食品製造業も他の工業製造業と異なるいくつかの特徴を有している。食品は，元来，その土地で取れた農産物や水産物などを原料に使う原料調達の地域性や，気候風土に根ざした食習慣の地域性をもつ。そのため，どの地域でも食品製造業はその地域産業の重要な地位を占めている。それゆえ，全国展開をしている大規模な食品企業のほかにも，全国には地域特産物を製造する企業やこだわりの商品を製造している中小企業が多数存在する。つまり，食品製造業の業種内には，一握りの大規模な企業と多数の小規模の企業が存在している。

　生産コストは原料費と付加価値額からなる。食品製造業は，一般に，比較的容易な技術で製造されるため，研究開発費用が低くなっている。そのような商品は付加価値額が低く，原料費の割合が高い。ただし，食生活が成熟化すると，量だけではなく質を追求する需要が高まるため，今後，食品製造業でも付加価値比率が高まり，原料費比率が低下することが予想される。食品は，業務向けでつくられる商品もあるが，主として家庭向けにつくられている。そのような商品は消費者にその存在を知ってもらうため，広告などの販売促進に力を入れている。そのため他の産業と比べ，広告費比率が高い傾向にある。

　食品製造業の特徴をまとめると，以下のようになる。

① 業種の多様性と地域密着性
② 中小企業と大企業の共存
③ 原材料費比率の高さと付加価値率の低さ
④ 多い広告宣伝費と少ない研究開発費

4．食 品 卸 売 業

　経済学では市場という言葉がよく出てくる。商品の価格は市場での**需要量**（ほしいと思う量）と**供給量**（売りたいと思う量）が同じになるところで決まるという原則である。しかしながら，日常的に商品の価格が目で見える市場で決まる例はほとんどない。その例外的な市場が生鮮食品（青果・肉・魚）や花きの市場である。たとえば卸売市場は，農業や漁業生産者が商品を出荷し，販売者（仲買人など）がそれらを購入する場となっている。

（1）流通の始まり
　農業技術が進歩し，余剰農産物が生まれると，それまで自給自足で生活していた人々が，余った農産物を，違う地域の人のつくる生産物と物々交換する市ができるようになった。それでも都合よく交換相手を見つけるのはむずかしく，その不便を解消するために貨幣が登場した。貨幣をもっていれば好きなとき好きなものと交換できるようになった（**貨幣経済**）。人々は自分の仕事に特化するようになり，分業が生まれ，そのなかで流通を専門とする人々が登場してきた。商人と商業の誕生である。その後の経済発展のなか，商品間の距離的隔たりが伸び，商品の数が増え，仕事の中身も多様化している。

（2）流通の機能
　流通の機能には，①輸送機能，②保管機能，③所有権移転機能，④情報伝達機能がある。
　生産者と消費者の場所的な隔たりを埋めるために，商品をある場所から別の場所へ移動させることを**輸送**といい，時間的な側面を補うために，商品をある場所にとどめておくことを**保管**という。この輸送機能と保管機能をまとめて，**物流**と呼ぶ。生産者のもつ所有権を消費者のもつ貨幣と交換をし，所有権が生産者から消費者に移ることを**商流**といい，生産者から消費者に正しい情報を流

すことを**情報流**という。この情報により消費者は安心して商品を買うことができ，物流や商流を円滑に進めるためにも重要な役割を果たす。

（3）卸売市場の存在意義

　どうして他の商品（たとえば，工業製品）と違い，生鮮食品には**卸売市場**が存在するかといえば，以下の理由があげられる。

　①　**自然を利用した生鮮品である**　　一般に，**生鮮品**は生産計画から出荷までの一連の生産活動に時間がかかるうえに，生産量や生産の出来不出来が天候に左右され，さらに保存が利かないため，出荷時期がきたら，市場の価格（相場）に関係なく，出荷しなければならない。このように，生鮮品は毎日市場に出る量が変化するため，毎日価格をつける必要がある。

　②　**生産者が多い**　　工業製品は寡占市場といわれている。これは一握りの企業がその商品市場のほとんどを占めているということである。たとえば食品加工品でも，ビールや化学調味料は数社でほぼ100％の市場占有率をもち，マヨネーズや即席麺なども上位10社で市場の90％以上を占めている。そのため，これらの商品の場合，企業側が希望小売価格を設定していることが多い。それに対して，**生鮮品生産者**は，品目にもよるが，5万戸〜15万戸の生産者が存在する。数が多いからこれらの生産者が独自に価格は決めることができず，どこか1か所に集めてまとめて価格をつけようということになる。これを**集荷**といい，多くの場合，出荷業者は農協（JA）が行っているが，それ以外の出荷業者も存在する。このとき，集荷した量（供給量）が買いたいと思う量（需要量）を上まわれば価格が低下し，逆に下まわれば価格は上昇する。

　③　**買う側の利便性**　　小規模の専門小売店では，その店独自に商品の品揃えをするのはむずかしい。町の小さな青果店が，北海道のじゃがいもから長野のトマト，沖縄のゴーヤまで一人で入荷をしていたら，多額のコストがかかってしまうであろう。そこで，卸売市場から仲買人がさまざまな商品を購入し，小売店へ卸しているのである。これにより小さな店でも多くの品を揃えることができる。このように卸売市場は**分荷**の役割も担っている。

このように卸売市場はさまざまな利点をもっており，現在野菜の64％，果物の38％，水産物の49％，食肉の8％（2017年）が卸売市場を経由して店頭に並んでいるが，スーパーなど大手小売店がコスト削減やこだわりの商品を独自に仕入れるなどで卸売市場を経由せず，**直接農家や農協と取引するケース**も増えている。卸売市場はほとんどが地方自治体による運営であり，販売の手数料で経営を立てているので，扱い量が減少すれば自ずと手数料収入が減ってしまう。卸売市場としてはいかに集荷量を確保するかが課題であり，そのためには出荷する農家や農協にとって魅力的な客（仲買人等）をもつ必要がある。

（4）日本の食の中心＝米

　食料品について，1960（昭和35）年には23.1％であったのに対し，2019（令和元）年には2.2％にまで減少したものがある。これは飲食費に占める**米の購入金額**である（総務省　家計調査）。ちなみに家計費に占める米の購入金額は同じ期間に，10.3％から0.6％へと減少している。これは購入量だけでなく，米の価格自体も低下していることが原因ではあるが，いずれにしても，米の地位がこの60年間で低下してきているのは疑いの余地がない。

　「ごはん」が食事と同義で使われていることからもわかるように，米は日本人の食事の中心である。それ以上に，わが国では昔から米の生産と販売の安定が，生活と社会の安定をもたらしてきた。そのため，政府の農業政策もかつては米を中心としたものであった。その代表が**食糧管理法**（食管法）である。これは第二次世界大戦下の食糧不足を背景として戦中の1942（昭和17）年につくられた法律であり，政府による米の全量買い付け，全量販売を実施し，米の流通を完全に政府の統制下においたものであった。しかし戦後，米の一人当たり消費量は1962（昭和37）年をピークに減少し，1970年代には過剰問題が生じ，政府は米の作付け制限と所得補償を伴う**減反政策**をとるなど，本来の意味がなくなっても食管法は生産者保護の意味合いで存続された。その一方で，1969（昭和44）年に**自主流通米制度**や1972（昭和47）年の**米の小売価格の自由化**をうけ，一部の銘柄米が政府の管理下から離れていった。そして1994（平成6）

年に食管法は廃止された。しかし，米の地位は低下したとはいえ，他の農作物より重要性は高いとの考えから，同年**食糧法**（主要食糧の需給及び価格の安定に関する法律）が施行され，政府による備蓄（100万トン〜150万トン）と減反政策は継続している。しかし，2004（平成16）年には**食糧法が改正**（主要食糧の需給及び価格の安定に関する法律等の一部を改正する法律）され，販売の自由化は大きく加速した。この法律では，計画流通制度がなくなり，農家やJAが自由に米の販売先を決定できるようになったり，販売するほうも自由に販売できるようになったり，減反は産地ごとに決定できるようになったり，最低価格制度を廃止し，ブランドや量によって自由に価格が決定できるようになる（市場価格制度）など，米を取り巻く環境も官から民へ大きく変化している。

（5）流通革命

　アメリカ発祥の小売形態である**スーパーマーケット**（スーパー）と**コンビニエンスストア**（コンビニ）が，高度経済成長期の前後に日本に登場し，その後，急激にその店舗数を増やしていき，消費者の購入スタイルを変化させてきた。食品の購入先を全国消費実態調査でみると，1979（昭和54）年では，一般小売店での購入が最も多く53％を占め，次にスーパーの36％であったが，2019（令和元）年の全国家計構造調査ではスーパーが61％，一般小売店が11％，コンビニが6％，生協が6％などとなっており，この40年間で一般小売店での購入が激減し，一方でスーパーでの購入が大きく増えている。コンビニの繁栄を含めて，このような変化を**流通革命**という。

　スーパーは基本的に**セルフサービス**の販売方式をとり，並んでいる商品のなかから一方的に顧客が商品を選択する形式である。そこでは**画一化した商品**のほうが，販売側からすれば商品情報や容量，陳列などに有利であり，顧客側からしても，販売員に尋ねることなく効率的に購入できるメリットをもつ。販売側がこのような事情であると，生産する企業や生産者もそれに対応した商品や包装を要求される。次第に，規格外商品や地域に特有な商品は排除される傾向になる。

給食や食品加工業などの業務用に，このような排除されつつある食材を取り入れるかが大きな課題である。とくに，地域の特産色が強い食材をいかに次の世代に伝えていくかは，食文化の観点からも重要である。

5．食 品 小 売 業

（1）食品流通業の社会的使命

　流通は，生産者から消費者に商品を橋渡しする役割を担っており，生産から消費までの一連の流れをつなぐ活動を担っている。その担い手である小売業や卸売業のことを**流通業**と呼ぶ。**食品流通業**は，資材供給産業，物流・倉庫業，IT（information technology industry=情報産業）とも密接に関連している業界である。食品流通業の社会的使命は，①私たち消費者が安心して暮らすために不可欠で，食品製造業や外食産業などの経営を左右する食品を**安定的に供給**すること，②消費者の生命を脅かすことがない食品の**安全性を保証した供給**をすること，③低コスト，適切なスピード，少ないロスで輸送する**効率的な供給**をすることである。このように食品流通業は私たちの社会生活・経済活動の重要な一部分であり，その社会的使命は重いのである。

（2）食品小売業と生活

　食品流通業のうち，飲食料品小売業の商品販売額は経済産業省「商業動態統計」によれば，2020（令和2）年で45兆1,000億円となっている。商品販売額は，食料品を主として販売するスーパーマーケットでは2005（平成17）年の7兆4,000億円から2020（令和2）年には11兆6,000億円に増加しており，またコンビニエンスストアにおいても同期間，5兆円から11兆円と大幅に増加している。このように売上げが増加した理由としては，高齢者や働く女性などを中心に，**地域密着型の食料品スーパーやコンビニ**への利用者が増えていることなどがあげられる。セブン－イレブン・ジャパンが公表している「セブン－イレブ

ン来店客調査」によると，1998（平成10）年度の50歳以上の利用客層は14％であったが，2019（令和元）年度の50歳以上の利用客層は37％を占め，この21年間で約23ポイントも高まっている。

（3）コンビニエンスストアの動向

コンビニの1店舗当たり**取扱商品**は，常時，約3,000アイテム（品目）を取り揃えており，これらの商品の仕入れには**POS**（point of sales ＝販売時点情報管理）**システム**が活用されている。このシステムは，各店舗の売上げや客層（年齢・性別）などを管理するシステムであり，顧客のニーズにマッチした計画的な仕入れを可能にしている。日本フランチャイズチェーン協会によると，主要コンビニエンスストアの売上高シェアは，2019（令和元）年度のコンビニ市場規模（売上高）11兆1,608億円のうち，セブン－イレブン44.9％，ファミリーマート26.6％，ローソン21.0％，ミニストップ2.8％，その他4.7％となっており，それぞれの企業が特徴ある経営を行い顧客満足度（商品やサービスに対して顧客が期待する水準）を高めている。

（4）食品市場とPB商品

PB（private brand ＝自主企画）**商品**は，スーパーやコンビニなどの大規模小売チェーンなどが自ら企画・開発した商品をいう。小売店独自のブランド名をつけて販売されている。日本経済新聞社によると，2019（令和元）年度のPB商品の市場規模は4兆2,547億円と推定しており，セブン＆アイ・ホールディングス「セブンプレミアム」，イオン「トップバリュ」のPB売上高で約2兆2,600億円となっている。とくに，大手総合スーパーマーケットでは，NB（ナショナルブランド）商品の価格値下げのみで優位性が維持できない状況にあり，コモディティー化（商品特性の類似化）商品の低価格戦略から，スーパーマーケットなどの流通業者で特徴あるPB商品戦略が実施されるようになった。従来は小売店独自のブランドとして販売されてきたPB商品であるが，近年は改正食品表示法により製造元が表示されることとなり，シェアトップの製造業者

がPB商品を生産するケースが増えており，高品質を打ち出すために高価格商品も販売されるようになった。また，PB商品のなかには地方自治体と協定を結び，地元食材を積極的に使った惣菜，弁当などの開発・販売を行うことによって，他社商品との差別化や商品の多様化を行う取り組みも進められており，こうしたPB商品と国内農業との関係においても注目されている。

（5）食料品アクセス問題（食の砂漠：food deserts）

　近年，わが国では高齢化や単身世帯の増加，地元小売業の廃業，大型商業施設の郊外化に伴って，過疎地域のみならず都市部においても，高齢者等を中心に食料品の購入や飲食に不便や苦労を感じる消費者，いわゆる**買い物難民**が増えており，**食料品アクセス問題**として社会的な課題になっている（図6-2）。食料品アクセス問題は，商店街や地域交通，介護・福祉などさまざまな分野が関係する問題であり，国の関係省，地方公共団体の関係部局が横断的に連携し，民間企業やNPO，地域住民等の多様な関係者と連携・協力し取り組んでいくことが重要である。また，小売業者などが食料品を自宅まで配送する**ネットスーパー**や**インターネット宅配**に対する期待もいっそう高まるものといえよう。

（6）流通（物流）システムの調和とロジスティクス

　食品小売店は商品の賞味期限や消費期限に気を配るために，一方では食品ロス（売れ残り）を発生させないように，もう一方では品不足を生じないように製造業者や卸売業者から商品を仕入れている。流通（物流）は，企業の原材料調達部門，生産・加工部門，販売部門などの各部門で発生するが，従来はバラバラに管理・運営されていた。そのため，市場ニーズを原点とした「必要なときに，必要な製品を，必要な量だけ」安定的に供給することに限界があった。

　ロジスティクスは企業内取引や企業間取引において，各部門・企業が単なる物流の範囲を超えて，市場ニーズや市場動向の情報を共有し，必要なときに・必要な製品を・必要な量だけ供給することによって，無駄をなくしローコストで物流管理することを目的としたシステムである。

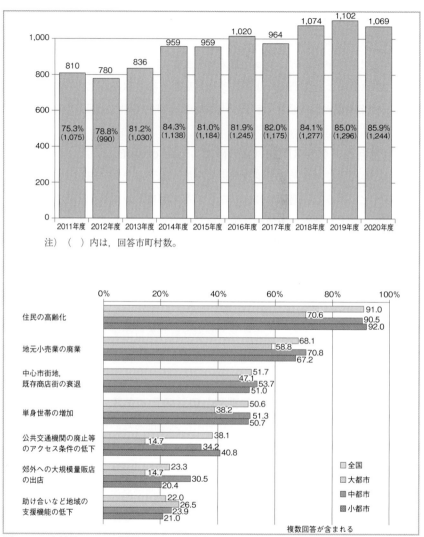

注）（ ）内は，回答市町村数。

図6-2　食料品アクセス問題について現時点で対策を必要としている市町村数（上）・対策の必要性の背景について（下）

（資料：農林水産省　令和2年度食料品アクセス問題に関する全国市町村アンケート結果）

6．外 食 産 業

（1）外食産業の特徴

　外食産業とは利用者の食欲を満たすという機能と，家庭の食卓とは異なる雰囲気を提供するサービス（もてなし）という機能を合わせており，「料理」を顧客に提供する産業である。外食産業は大別して**給食主体部門**と**料飲主体部門**から構成されており，**給食主体部門**は食堂・レストラン，そば・うどん店，すし店，宿泊施設の飲食部門などの**営業給食**と，学校，事務所，病院などの**集団給食**に分けられる。また，**料飲主体部門**には喫茶店，酒場，ビヤホール，料亭などが含まれる。2019（令和元）年の外食産業市場規模は26兆439億円であり，給食主体部門が21兆521億円（80.8％），料飲主体部門が4兆9,918億円（19.2％）を占めている。

　飲食業は通常，店舗を構え，食材を仕入れ，これを調理・加工して消費者に提供しており，製造業，小売業，サービス業の要素を兼ね備えている。この点は一般の飲食店も外食産業も同じである。**外食産業の特徴**としては，①多数の店舗をチェーン化している，②共通のメニュー，マニュアル化されたサービスの提供，③多くの企業は**セントラルキッチン方式**（食材を大量かつ集中的に自社工場で調理・加工し，それをパックなどして各店舗に配送するシステム）を導入していることなどがあげられる。

（2）外食産業の市場規模

　外食産業の市場規模は1997（平成9）年のピークを迎えるまで飛躍的な成長をみせたが，その後の市場規模は毎年，縮小傾向をたどり，食の安全・安心財団附属機関外食産業総合調査研究センターの推計によると，2019（令和元）年の外食産業市場規模はすでに述べたように26兆円規模となっている。これまでの外食産業市場規模の大まかな推移をみると，1975（昭和50）年の8.6兆円から，1985（昭和60）年には19.4兆円となり，その後も飛躍的な成長を遂げ，市

場規模のピークである1997（平成9）年の29兆円を迎えるまで成長を続けた。飛躍的な成長を遂げた22年間〔1976（昭和51）年〜1997（平成9）年〕の対前年比平均増減率は5.8%を示したが，市場規模の成長にかげりがみえ始めた10年間〔1998（平成10）年〜2007（平成19）年〕の対前年比平均増減率は－2.6%となった。過去30年という約四半世紀の間に急成長を成し遂げた外食市場は，バブル経済の崩壊を契機とした景気後退の影響により，1998年以降，需要の伸びが鈍化し，外食産業の市場そのものが成熟段階に入ったのである。その一方で，持ち帰り弁当店や惣菜店，テイクアウト主体のファストフード店等の料理品小売業を中心とする中食の市場規模は緩やかな増加傾向で推移している。

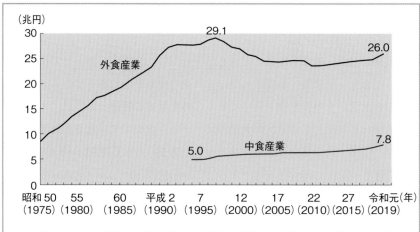

（注）1．中食産業の市場規模は「料理品小売業」の市場規模に百貨店や小売店等での惣菜等の販売額を合わせたもの。外食産業の市場規模には中食産業の市場規模は含まない。
　　　2．中食産業の市場規模は平成5（1993）年以前のデータは存在しない。

図6-3　外食・中食産業の市場規模の推移
（資料：食の安全・安心財団附属機関外食産業総合調査研究センター調べ）

（3）中食産業の動向

　食事を家庭外に依存する外食市場が成熟段階に移行している一方，持ち帰り弁当店や惣菜店，テイクアウト料理を主体としたファストフード店，「デパ地下」の食品売り場などの調理食品を販売する小売業を中心とする**中食**（料理品小売業）**産業**の市場規模は増加傾向を示している。中食は弁当や惣菜類など家庭以外で調理した食品（賞味期間の短い食品）を持ち帰って家庭や職場などで食べるところに特徴があり，持ち帰りずしチェーンの「京樽」や「ちよだ鮨」，デパ地下中心の惣菜チェーン「ロック・フィールド」や「柿安本店」，弁当チェーンの「オリジン東秀」などが中食産業に含まれる。中食産業の市場規模は，図6-3が示すように2019（令和元）年の外食産業・中食産業の市場規模33兆8,565億円のうち7.8兆円を占め，外食産業・中食産業市場規模の2割強を占めるにすぎないが，緩やかな増加傾向を示している。

　総務省の家計調査（2019）には，単身世帯の年齢別・男女別にみた食料消費支出に占める調理食品と外食の金額が示されている。調理食品と外食への支出が高いのは「34歳以下の男女」（食料品消費支出に占める調理食品・外食支出の比率：男性70.4%，女性62.0%），「35歳以上59歳以下の男性単身世帯」（同55.0%）では過半を占めている。60歳以上の単身世帯でも女性が25.3%であるのに対し，男性は38.7%と高い割合にある。外食市場が成熟期を迎えているなかで，持ち帰り弁当や惣菜などの調理食品の消費が増えていることから，食の外部化の動きは依然として進行している。

（4）食の外部化比率

　共働き世帯や単身世帯の増加，高齢化の進行，生活スタイルや食スタイルの多様化は，家庭内で行われていた調理作業や内食の食事形態を，家庭外で完結する外食，または調理食品を購入する中食といった家庭外に依存する食事形態を食生活に定着させることとなった。このような食生活の動向は総称して，**食の外部化**という。そして，こうした食の外部化を示す指標は「食の外部化率」と呼ばれ，「全国の食料・飲料支出額」に占める「料理品小売業（中食）市場

規模＋外食産業市場規模」の比率を示したものである。食の外部化率は1980（昭和55）年の33.4%から2019（令和元）年には9.7ポイント増加の43.1%となっているが，「全国の食料・飲料支出額」に占める「外食産業市場規模」の比率を示す外食率は同期間31.8%から33.7%と1.9ポイントの増加にとどまっている。こうした食の外部化に対して食品産業は，食料消費形態の変化に対応した調理食品，惣菜，弁当といった多様化する中食の開発や市場の開拓などに寄与している。

食品の品質規格と表示

★ **概要とねらい**

　食品の生産においては，生産者や製造販売者はできるだけ生産・製造・流通コストを低く抑え，利益を多く得ることを意図する。一方，消費者は食品を購入するとき，安全であることを大前提として，より良い品質の商品ができるだけ安価で販売されることを望んでいる。したがって，食品の生産・製造販売者側と消費者側は，コスト面から相反する立場にある。

　近年，多くの食品の違反表示や食中毒などが報告されてきた。食べ物の品質の良否は，外観によって判別できるもの（生鮮物に多い）とできないもの（加工・調理済み食品に多い）がある。ましてや消費者が大前提としている安全性については，ほとんどの場合，外観から判別することはできない。また，国民の健康志向の高まりから，機能性を銘打つ食品が制度化され，多様な食品が市販されるようになってきた。このような食をとり巻く環境下で，食生活を安心して行うことができるように，消費者の保護を基本としたさまざまな法規や規制が制定されている。

　本章では，現在私たちが食べている食品の品質規格と表示を理解することを目的に，はじめに現在制定されている法体系の概要を説明する。この中で法体系の一元化と食品表示法の制定についても説明する。次に具体的な法規として，JASによる規格表示を述べた後に，食品表示法による表示，健康や栄養に関する表示（特別用途食品や保健機能食品），その他の法律による表示（景品表示法，計量法，米トレーサビリティ法，牛トレーサビリティ法，コーデックス規格）について解説する。

1. 食品の品質規格，表示にかかわる法律

（1）食品の品質とは

「食べたときに安全であること」が**食品の品質**を決定するさまざまな要因に先行して大前提となる。有害な食品は，原材料に有害成分が含有され本来食品とすべきでないものや，毒素や有害成分の除去方法が適切でないもの，生育・栽培中に微生物やウイルスにより汚染されたものなどが該当する。また，流通・保存中や，調理加工中に毒素や有害成分を生成，混入させた場合も該当する。有害な食品から身を守るためには，有害成分を含む食品を誤認しない正しい鑑別知識や，異物や有害成分の混入を検出する品質検査，有害成分を除去する適切な加工，調理技術，さらに毒性成分，有害成分を発生させない流通・保存技術などが必要であり，さまざまな面で品質管理を完全に行うことが要求される。

食品は安全であるうえで，**一次機能（栄養機能），二次機能（嗜好機能），三次機能（生体調節機能）**，という3つの機能を兼ね備えている。したがって，栄養成分，嗜好成分，機能性成分の含有量を化学的，物理的に分析し，また官能評価などにより評価することが，食品の品質を管理することにつながる。

また，食品の品質にはこれらの3つの機能以外に多くの要因が関係する。たとえば，生産地，生産者，販売者などのブランドや，食品の生産に最適な時期などの季節的要因，包装などの外観的要因などであり，これらは商品価値としての品質である。また，その食品の保存性，流通適性，調理適性などの利便性も食品の品質にかかわる重要な要因である。

このように，食品の品質には非常に多くの要因があり，食品の表示と規格基準を設定することは，流通取引の公正を期すとともに，消費者の安全保護のために，また消費者に便宜を与えるためにぜひ必要なことである。

（2）法体系の概要

1）食品規格の歴史

食べ物の自給自足の時代が終わり，流通・消費が行われるようになった時代

から，偽物や有害物が東西問わず世界中で横行するようになった。これらは科学技術が飛躍的に発展をとげ，かつさまざまな各種法律が制定されるようになった現在においても尽きることがない。

わが国の食品規格の始まりは古く，税制の確立された紀元700年ごろの**律令制度**からといわれる。税として米や海産物が収納されるようになり，そのために規格が定められ，検査が行われるようになったと考えられている。

消費者の食品品質表示への関心がもたれるようになったのは，国民に民主的意識が定着しだした第二次世界大戦終了後である。1947（昭和22）年に**食品衛生法**が制定され，1950（昭和25）年には**農林物資規格法**（**JAS法**，現・日本農林規格等に関する法律）が制定された。当時は，戦後の混乱による食糧不足と流通の混乱により，不良食品や模造食品が大量に出まわり，健康被害等が多発した。不良食品の存在は人命に直接かかわるため，食品衛生法はこの状況を改善するために制定された。また，農林物資の品質改善や取引の公正化を目的としてJAS規格制度がまず発足した。しかし，消費者の食品品質表示への要請が急速に高まったのは1960（昭和35）年に起こった「ニセ牛缶」事件がきっかけである。その後，社会情勢等に鑑みてさまざまな制度の改正・見直しが行われ，法律も改正をくり返し，現在に至っている。

2）消費者庁の設立

近年，食品の産地偽装，原材料の虚偽表示，消費期限の改ざん，不正規流通問題，有害成分や異物の混入，誇大広告など，記憶にある限りでもたくさんの品質規格，表示にかかわる事件が起こっている。国民の生活にかかわるこのような問題は，食品に関する問題だけではない。エレベーター事故，ガス湯沸かし器による一酸化炭素中毒事故，高齢者等を狙った悪徳商法など，同種の事例は枚挙にいとまがない。

こうした背景には，各府省庁の縦割り行政の下で，それぞれの領域での事業者の保護育成を通して国民経済の発展が図られ，消費者の保護が産業振興の陰に隠れ，間接的，派生的になってしまったことが挙げられる。一連の事件に対応した消費者行政も同様に，農林水産省，厚生労働省，内閣府，経済産業省な

どが法律を制定し管轄するため，省庁間での連絡，連携が悪く，縦割り行政の弊害があり，対応が遅れ被害が深刻化していった。

そこで行政には，消費者が主役となり安全で安心して豊かに暮らすことができる社会を実現する政策へと転換する必要性が生じてきた。こうして従来の縦割り体制とは異なり，消費者行政の一元化を実現し，消費者の視点から国の政策全般を監視する組織を目指し，2009（平成21）年に**消費者庁**が発足した。消費者庁では，消費者政策の基本計画策定と検証・評価はもちろんのこと，消費者被害の防止のために情報を一元的に集約し調査や分析を行い，関係する省庁へは適切な措置をとるよう勧告し，事業者に対しては法を守らない場合に勧告や処分命令を行い，一方では取り組みの支援，指導も行う。また地方消費者行政には消費生活の現場を支える相談窓口の支援を行い，消費者行政の司令塔となることを目指している。

図7-1に消費者庁に関連する組織を示した。

3）法体系の一元化

消費者が店頭で食品を選ぶ際に重要な情報源となるのが食品表示である。食品の表示は，飲食に起因する危害の防止，品質の適正化，食品選択の助けとなる情報源，過当競争の防止など多くの目的があり重要な意義がある。このため食品表示は法律や条例により義務づけられており，それらに定められた規格基準に従って行われる。

従来の**食品表示制度**は，飲食がもとで起こる衛生上の危害発生を防止することを目的とした**食品衛生法**，原材料や原産地など品質に関する適切な表示により消費者の選択に役立つことを目的とした**JAS法**，栄養の改善など国民の健康増進を図ることを目的とした**健康増進法**など，多くの法律が関係した。**消費者庁設立以前は食品衛生法と健康増進法に関しては厚生労働省**が，JAS法に関しては**農林水産省**がその責任と権限で管理するわかりにくいものであった。この状況を見直すために**消費者庁がこれらの法律に基づく食品表示制度を一元的に管理**することになった。そこで消費者庁は食品表示一元化に向けた検討委員会を設置し，広く国民からパブリックコメントを収集し検討を重ね，食品表示に

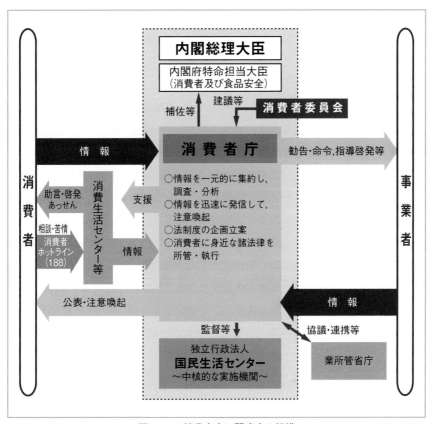

図7-1　消費者庁に関連する組織

〔消費者庁　安全・安心・豊かにくらせる社会に（2021）p.6〕

関係するルールを統合することを内容とした**食品表示法**が2013（平成25）年6月成立した。この法律で規定される種々の食品基準については，内閣府消費者委員会食品表示部会が同様にパブリックコメントを収集しながら審議を進め，**食品表示基準**を決定し，2015（平成27）年4月1日から食品表示法が施行された。

　新しいこの食品表示法は，JAS法，食品衛生法，健康増進法の3つの法律で規定されていた表示の基準を一つに統合したものであり，3つの法律の表示に関する部分のみが食品表示法に移行した。それぞれの法律の目的に対応した規

格基準は3つの法に従来通り規定されている。

JAS法は，食品表示法が施行される前はJAS規格制度と品質表示基準制度の2つの制度から成り立っていたが，食品表示法施行に伴って品質表示基準は食品表示法に移管され，規格制度のみとなった。さらにJAS法は改正され，JAS規格の対象が製品の「品質」だけだったものが，「生産方法」「取扱方法」「試験方法」にまで制定できるように拡大された。JAS法の名称も「**日本農林規格等に関する法律**」と変更された。

食品衛生法には，乳及び乳製品の成分規格等に関する省令（乳等省令）が含まれ，食品添加物の定義や遺伝子組換え食品の安全性評価指針などが定められている。また保健機能食品制度では特定保健用食品，栄養機能食品の規格が定められている。**健康増進法**には，特別用途食品制度などが定められている。

食品表示に関係する法律は，このほかに**景品表示法**（p.168参照，虚偽，誇大な表示の禁止），**計量法**（p.169参照，適正な計量の実施を確保），**米トレーサビリティ法**，**牛トレーサビリティ法**（p.170～171，p.179参照），**不正競争防止法**（不正な競争の防止）などがある。また，アルコール飲料には**酒税法**がある。

2．JAS法による規格

（1）JAS制度の概要

日本農林規格（JAS：Japanese Agricultural Standard）とは，**日本農林規格等に関する法律**（**JAS法**）により定められた規格のことである。JAS法は農林水産分野において適切で合理的な規格を作り，適切な認証，試験を実施すること，また飲食料品以外の農林物資では品質適正化のための措置をすることにより，品質の改善，生産・販売・取扱いの合理化・高度化，取引の円滑化，消費者の合理的な選択の機会の拡大を図り，関連産業の発展と一般消費者の利益の保護に寄与することを目的としている。JAS法において農林物資とは医薬品等を除く①飲食料品及び油脂，②農産物，林産物，畜産物及び水産物並びにこれらを原料または材料として製造し，または加工した物資であって，食品に限らない。

酒類はJAS法の対象外であったが，2022（令和4）年の法改正によりJAS法の対象に追加された。

　JAS制度は，1950（昭和25）年に農林物資の規格法としてスタートし，1970（昭和45）年に品質表示基準制度が加わった。その後，1999（平成11）年の改正により消費者に販売されるすべての食品に表示が義務づけられ，2009（平成21）年には食品の産地偽装に対する直罰規定が創設された。しかし2015（平成27）年，食品表示法の施行に伴いJAS法から食品の表示基準の策定等に関する規定は削除されて食品表示法に移管された。さらにJAS法は2017（平成29）年6月に改正され，規格の対象が拡大された新しいJAS法が公布され，2018（平成30）年4月から施行された。法の名称も現在のものに変更となった。

　JAS規格については，社会ニーズの変化，国際社会の変化，輸入食品の増加，有機栽培農産物の流通，および遺伝子組換え農産物の流通など，農林物資を取り巻く情勢が大きく変わるので，農林水産省は5年ごとに見直すことにしている。また見直しには，生産，取引，使用または消費の現況や将来の見通しに加え，国際的な規格（Codex規格，ISO規格等）の動向を考慮するとともに，実質的に利害関係を有するものの意見を反映し，その適用に当たって同様な条件にある者に対して不公正に差別をしないようにすることにしている。

（2）JAS規格制度

　JAS規格制度とは，製品がJAS法に基づいて制定された日本農林規格（JAS規格）に適合していることを，JASマークの表示によって示す制度である。

　規格の制定にあたっては，必ず消費者，生産者，実需者，学識経験者等から構成される**日本農林規格調査会（JAS調査会）**の議決を経なければならない。また，JAS規格の制定，改正にあたっては，消費者への説明会，関係事業者と消費者の意見交換会が開催されるほか，パブリックコメントの募集，WTO（世界貿易機関）への通報が行われ，広範な意見をとり入れてJAS調査会で議決される。さらに，JAS調査会の調査内容は公開であって，総会の議事録は農林水産省のホームページ上に掲載される。

表7-1　JAS制度で定められる規格の種類

対象		内容（例）	JASマーク
産品	①品質・仕様	特定の原材料，成分等の農林水産品・食品の規格	産品に表示可
	②生産プロセス流通プロセス	特定の栽培法・製法で生産された農林水産品・食品の規格　など	
事業者	③産品の取扱方法	事業者による特定の栽培管理や飼養管理，品質・衛生管理，保管・輸送管理，販売管理，料理の調理や提供方法の規格　など　官能評価員など，技量・力量に関する規格など	事業者の広告に表示可
	④経営管理方法	事業者による労務管理，社会貢献に関する規格　など	
⑤試験方法		成分の測定方法・DNA分析方法の規格など	試験証明書に表示可
⑥用語		①〜⑤に関する用語の定義	―

〔農林水産省食料産業局　JAS制度について（2021）p.13〕

　JAS規格を定めることのできる基準には，従来からの「品質」に関係した基準として①品位，成分，性能その他の品質（果実飲料，しょうゆ，ドレッシングなど）についての基準，②生産工程（熟成ハム，地鶏肉，有機農産物，生産情報公表牛肉など）についての基準がある。これらに新しく法律改正により，農林物資の「生産方法」，「取扱い方法」（販売その他の取扱いまたはこれを業とする者の経営管理の方法），「試験方法」（農林物資に関する試験，分析，測定，鑑定，検査または検定の方法）が加わり制定された（表7-1参照）。規格の対象が拡大したことでJASマークの表示対象も広がり，今まで製品のみにJASマークを表示することが認められていたが，製品の取り扱い方法が規格に適合していることを広告に表示すること，製品の試験方法が規格に適合していることを試験証明書に表示することなどが可能になった。JAS法の改正により，農林水産品・食品の海外展開が課題となる近年に，食文化や商慣行が異なる海外市場で，その製品・取り組みに馴染みのない取引相手に対し，日本製品の品質や特色，事業

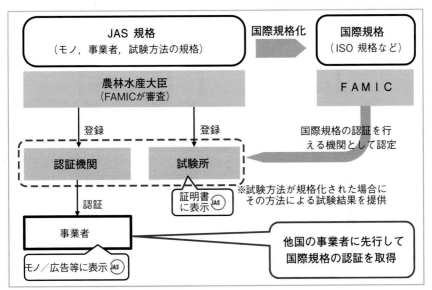

図7-2　JASマーク貼付の仕組み

〔農林水産省食料産業局　JAS制度の見直しについて（2017）p.5〕

者の技術や取り組みなどの「強み」をアピールすることが期待される。

　JAS規格が定められた品目について，その該当するJAS規格に適合していると判定することを**格付**といい，格付を受けた製品にはJASマークが貼付される。格付ができる事業者は，**登録認証機関**（農林水産大臣の登録を受けた機関）から認証を受けた事業者（**認証事業者**）である。また「試験方法」がJAS規格の対象に追加されたことにより，「**登録試験業者**」が新設された。これにより，試験所が試験の信頼性を国際的に保証する規格（ISO規格など）に適合している場合，農林水産大臣が「登録試験業者」として登録できるようになった。登録試験業者は，JAS規格に適合した試験を行い，発行した試験証明書にマークを貼ることができる。また国際規格の認証機関を**独立行政法人農林水産消費安全技術センター**（**FAMIC**）が認定できるようになり，JAS規格を足掛かりとした国際規格について，国内の事業者が他国に先行して認証を取得することができるようなった。図7-2にJASマーク貼付の仕組みを示した。

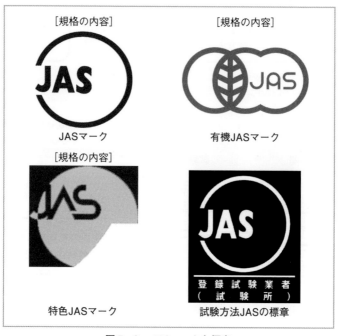

[規格の内容]

JAS

JASマーク

[規格の内容]

JAS

有機JASマーク

[規格の内容]

JAS

特色JASマーク

JAS

登録試験業者
（　試験所　）

試験方法JASの標章

図7‑3　JASマークと標章

　FAMICのJAS関連業務には，試験業者や認証機関の業務がJAS制度の登録基準に適合していることを確認するために書類審査や実地調査を行うこと，JAS規格の制定・見直し等に活用するための調査・分析，規格原案の作成などを行い，これらの審査結果や調査結果を農林水産大臣に報告することなどがある。さらに，産地や事業者の創意工夫を生かしたJAS規格の活用が図られるように，JAS制度の普及，規格に関する啓発・普及，専門的知識を有する人材の育成・確保及び国際機関・国際的枠組みへの参画などの活動も行うことである。

　JASマークは，2018（平成30）年12月の告示により，JASマーク，有機JASマーク，特色JASマークの3種類になった（図7‑3）。以前からあった低温管理流通JASマークは2019（平成31）年4月28日に，特定JASマーク，生産情報公表マークは2022（令和4）年3月31日に廃止され，特色JASマークに統合された。マークには色の指定はなく，背景と対照的な見やすい色が使用されるが，

試験方法JASは黒地に白抜きの標章が指定（図7-3）されている。試験方法JASは，機能性が報告されている農産物の機能性成分（ウンシュウミカン中の「β-クリプトキサンチン」，ほうれんそう中の「ルテイン」など）の定量試験方法の規格である。定められたJASに対しその試験方法が実行できる能力があることが認められ，農林水産大臣の登録を受けた試験業者は，登録標章を試験証明書に表示できる。事業者はこの証明書を活用して，特定の成分が含まれていることを示し，事業者の生産技術などの強みをアピールすることができる。

1）平準化規格（平準化目的）

①JAS規格

　品位，成分，性能，その他の品質についてのJAS規格（一般JAS規格）を満たす食品や林産物などに，JASマークを貼付することができる。一般JAS規格には食料缶詰及び食料びん詰（農産物，畜産物，水産物缶詰およびびん詰），飲料（果実飲料，豆乳類など），食肉製品（プレスハム，チルドミートボールなど），穀類加工品（乾めん類，即席めん，マカロニ類など），農産物加工品（農産物漬物，トマト加工品など），水産物加工品（削りぶしなど），糖類（異性化液糖及び砂糖混合異性化液糖など），調味料（ドレッシング，乾燥スープなど），油脂および油脂加工品（食用植物油脂など）などの飲食料品以外に，林産物（製材や合板など）や農産物（畳表など）がある。

2）特色のある規格（差別化目的）

①有機JAS規格

　有機栽培された農作物など有機JAS規格を満たす農産物などに有機JASマークを貼付することができる。登録認定機関は有機食品のJAS規格に適合した生産が行われていることを検査し，その結果，認定された事業者のみが有機JASマークを貼ることができる。この「有機JASマーク」がない農産物と農産物加工食品に，「有機」，「オーガニック」などの名称の表示や，これと紛らわしい表示を付すことは法律で禁止されている。

　有機JAS規格制定（2000年）の背景は，農産物に対する安全性や健康指向等に対する消費者の関心の高まりのなか，「有機」，「減農薬」等の表示が氾濫し，

一般消費者の選択に著しい支障を生ずるおそれがあったことである。そこで，名称の表示の適正化を図ることがとくに必要である有機農産物，有機畜産物，有機加工食品および有機飼料について，有機食品の検査認証制度で生産の方法が定められていた。その後，2021（令和3）年には有機藻類，2022（令和4）年には有機酒類が加えられている。以下にそのうち主要な3規格の生産基準を示す。

　有機農産物の生産方法の基準は，堆肥等による土作りを行い，播種・作付け前2年以上および栽培中（多年生作物の場合は収穫前3年以上）原則として化学肥料および農薬は使用しないこと，遺伝子組換え種苗は使用しないことである。

　有機畜産物の生産方法の基準は，飼料は主に有機飼料を与えること，野外への放牧などストレスを与えず飼育すること，抗生物質等を病気の予防目的で使用しないこと，遺伝子組換え技術を使用しないことである。

　有機加工食品の生産方法の基準は，加工には化学的に合成された食品添加物や薬剤の使用は極力避けること，原材料には95％以上が有機農産物，有機畜産物または有機加工食品を使用すること，薬剤により汚染されないよう管理された工場で製造すること，遺伝子組換え技術を使用しないことである。

②特色JAS規格

　特色JASマークは品質，生産工程，流通工程，産品の取り扱い，経営管理などに，相当程度明確な特色のあるJASを満たす製品に付せられ，その規格の内容を端的に示す標語がマークに付与される。

　具体的に産品では，同種の標準的な製品に比べ品質等に特色があるりんごストレートピュアジュース，特別な生産や製造方法である熟成ベーコン類，手延べ干しめん，地鶏肉などの他，事業者が食品の生産情報（生産者，生産地，給餌や動物用医薬品の投与，農薬及び肥料の使用情報など）を消費者に正確に伝えている食品（生産情報公表牛肉，生産情報公表農産物など）などがある。ハム，ソーセージなどの食肉加工食品の「熟成」の方法は，原料肉を塩漬けする熟成期間を，ソーセージは3日以上，ベーコンは5日以上，ハムは7日以上と定め，熟成を一日で済ませる既存商品に比べ，肉のうま味をより引き出すことができ

る方法である。また手延べ干しめんは、めん線を引き延ばす行為のすべてを手作業により行い、その後一定期間以上の熟成を行う方法である。

　その他に、青果市場の低温管理、人口光型植物工場における葉菜類の栽培環境管理、人口種苗生産技術による水産養殖産品、障害者が生産工程に携わった食品、持続可能性に配慮した鶏卵・鶏肉などは、産品の取り扱いや経営管理に特色があり、特色JASマークが事業者の広告に表示される。

　特色JASマークにより、日本産品・サービスのさらなる差別化・ブランド化に向け、消費者に高付加価値性やこだわり、優れた品質や技術などをわかりやすくアピールすることができる。

3．食品表示法による表示

（1）食品表示法
　「食品表示」は、消費者が食品を購入するとき、食品の内容を理解し適切に選択したり、購入した食品を安全に食べたりする上で重要な情報源になる。また、事故が生じた時には、その原因の究明や事故製品の回収などの行政措置を迅速かつ的確に行うための手がかりとなる。

　食品衛生法、JAS法、健康増進法に基づく表示に関する規定が統合され、食品の表示に関する包括的かつ一元的な制度として**食品表示法**が2015（平成27）年4月から施行された。食品表示法は第1条に「食品に関する表示が食品を摂取する際の安全性の確保及び自主的かつ合理的な食品の選択の機会の確保に関し重要な役割を果たしている」ことが確認され、表示に関する基準等を定めることにより、「その適正を確保し、もって一般消費者の利益の増進を図り」「国民の健康の保護及び増進並びに食品の生産及び流通の円滑化並びに消費者の需要に即した食品の生産の振興に寄与することを目的とする」と規定している。

　なお、「食品表示一元化検討会」の報告書では、①中食・外食に対してはアレルギー表示が義務化されていないこと、②遺伝子組換え食品で混入割合が5％以下の場合や組換えられたDNAが検出されない加工食品は表示の義務がな

いことが今後の検討課題と報告されている。

（2）食品表示基準の策定

　2013年に食品表示法が公布されると，内閣総理大臣のもと内閣府消費者委員会食品表示部会が，この法律で規定される種々の食品基準についてパブリックコメントを収集しながら審議を進め，具体的なルールとして**食品表示基準**が制定された。食品表示基準の策定方針は，これまで食品衛生法，JAS法，健康増進法の３法の下に定められていた58本の表示基準を統合することで，消費者の求める情報提供と事業者の実行可能性とのバランスを図り，双方にわかりやすい表示基準を策定することである。図７-４に食品表示基準の構成を示した。

　食品表示基準では，**内閣総理大臣が食品及び食品関連事業者等の区分ごとに，販売の用に供する食品に関する基準を定めなければならない**とされており，**名称，アレルゲン**（食物アレルギーの原因となる物質をいう），**保存の方法，消費期限**（食品を摂取する際の安全性の判断に資する期限をいう），**原材料，添加物，栄養成分の量及び熱量，原産地その他食品関連事業者等が食品の販売をする際に表示されるべき事項**が定められている（食品表示法第４条第１項）。ここでの「販売」とは，食品表示法で不特定又は多数の者に対する販売以外の譲渡を含む概念と規定しているため，食品表示基準でも**「販売」とは有償での譲渡及び不特定又は多数の者に対する無償での譲渡も含む**としている。また食品表示基準の適用範囲は，食品関連事業者以外の，小学校のバザーで袋詰めのクッキーを販売する保護者や，町内会の祭りでびん詰めの手作りジャムを販売する町内会員などの場合も適用を受けるので注意を要する。しかし，「加工食品又は生鮮食品を設備を設けて飲食させる場合」，具体的にはレストラン，食堂，喫茶店等の外食事業者による食品の提供では，食品の表示は必要ないとされている。

　食品表示基準の構成では，食品は**「加工食品」**，**「生鮮食品」**，**「添加物」**の３区分があり，それぞれ**「一般用」**と**「業務用」**に分類される。食品関連事業者等については，**「食品関連事業者に係る基準」**，**「食品関連事業者以外の販売者に係る基準」**に区分される。

```
食品表示基準（平成27年内閣府令第10号）
第1章　総則（第1条，第2条）
第2章　加工食品
　第1節　食品関連事業者に係る基準
　　第1款　一般用加工食品（第3条〜第9条）
　　第2款　業務用加工食品（第10条〜第14条）
　第2節　食品関連事業者以外の販売者に係る基準（第15条〜第17条）
第3章　生鮮食品
　第1節　食品関連事業者に係る基準
　　第1款　一般用生鮮食品（第18条〜第23条）
　　第2款　業務用生鮮食品（第24条〜第28条）
　第2節　食品関連事業者以外の販売者に係る基準（第29条〜第31条）
第4章　添加物
　第1節　食品関連事業者に係る基準（第32条〜第36条）
　第2節　食品関連事業者以外の販売者に係る基準（第37条〜第39条）
第5章　雑則（第40条，第41条）
附則
```

【別表一覧】	を定めるもの】
別表第1【食品表示基準の対象となる加工食品を定めるもの】	別表第13【栄養成分又は熱量の適切な摂取ができる旨の表示の基準値を定めるもの】
別表第2【食品表示基準の対象となる生鮮食品を定めるもの】	別表第14【特定原材料を定めるもの】
	別表第15【原料原産地表示の対象食品を定めるもの】
別表第3【食品表示基準の対象となる食品に係る定義を定めるもの】	別表第16【遺伝子組換え対象農産物を定めるもの】
	別表第17【遺伝子組換え対象加工食品を定めるもの】
別表第4【横断的義務表示事項に係る個別のルールを定めるもの】	別表第18【特定遺伝子組換えに係る形質，対象加工食品，対象農産物を定めるもの】
別表第5【名称規制に係る食品及びその名称を定めるもの】	別表第19【一般用加工食品の個別的表示事項を定めるもの】
別表第6【添加物の用途を定めるもの】	別表第20【様式，文字ポイント等表示の方式等の個別ルールを定めるもの】
別表第7【添加物の物質名の代替となる語（一括名）を定めるもの】	別表第21【牛乳の切り欠き表示の様式を定めるもの】
別表第8【食品衛生法施行規則別表第1に定める名称を用いない添加物の類を定めるもの】	別表第22【個別の食品に係る表示禁止事項を定めるもの】
別表第9【栄養成分及び熱量の表示単位，測定法，許容差の範囲及びゼロと表示できる場合の含有量を定めるもの】	別表第23【業務用加工食品の容器包装に表示しなければならない事項を定めるもの】
	別表第24【一般用生鮮食品の個別的表示事項を定めるもの】
別表第10【栄養素等表示基準値を定めるもの】	別表第25【業務用生鮮食品の容器包装に表示しなければならない事項を定めるもの】
別表第11【機能を表示できる栄養成分について定めるもの】	
別表第12【栄養成分の補給ができる旨の表示の基準値	

図7-4　食品表示基準の構成

〔消費者庁食品表示企画課　食品表示基準にかかる説明全資料2　新しい食品表示制度について（平成27年6月）p. 1〕

（3）一般用食品の表示

　一般の消費者に販売される形態の食品が一般用食品であり，それ以外のものが業務用食品である。これまでJAS法の個別品目に係る品質表示基準で規定されていた個別の加工食品に係る品質表示基準，個別の加工食品で原料原産地表示が義務付けられているものの品質表示基準，個別の生鮮食品に係る品質表示基準は移行され，食品表示基準の加工品，生鮮品の品質表示基準で規定される。

またJAS法，食品衛生法で表示が規定されていた鶏卵，容器包装の食肉，刺身，生かき等の表示も，食品表示基準の生鮮品の品質表示基準に移行された。

　表示には**義務表示**，**推奨表示**，**任意表示**があり，義務表示となっている事項は基準に沿った表示がなされていない場合，食品表示法に基づく行政措置（罰則）の対象となる。推奨表示，任意表示に表示義務はないが，表示を行う場合は基準に沿った表示がなされていないと同じく行政措置（罰則）の対象となる。

　以下に食品関連事業者に係る一般用加工食品と一般用生鮮食品基準を示す。栄養表示については（5）−1）栄養成分表示（p.153）を参照してほしい。

1）一般用加工食品

　一般用食品には加工食品と生鮮食品があるが，食品表示法の施行前は，JAS法と食品衛生法で食品区分が異なるものがあった。例えば軽度の撒塩（さんえん），生干し，湯通し，調味料等により，簡単な加工等を施したもの（例：ドライマンゴー）についてはJAS法では加工食品であったが，食品衛生法では生鮮食品に分類されていた。そこで食品表示基準では，JAS法と食品衛生法において異なる食品の区分のものは，JAS法の考え方に基づく区分に統一・整理された。

　「加工食品」とは，「製造又は加工された食品」と定義され，調味や加熱等したものが該当する。「製造」とは，その原料として使用したものとは本質的に異なる新たな物を作り出すことをいい，「加工」とは，あるものを材料としてその本質は保持させつつ，新しい属性を付加することをいう。「加工」には具体的に切断，整形，選別，破断，混合などの形態の変更や，盛り合わせ，小分けなどの容器包装の変更，加塩，骨取り，表面をあぶる，冷凍，解凍，結着防止の行為が考えられ，上記以外の行為を「製造」とする。

①義務表示

　食品関連事業者が容器包装に入れられた一般用加工食品を販売する際には，義務表示として「名称」，「保存の方法」，「消費期限又は賞味期限」，「原材料名」，「添加物」（（4）食品添加物の表示　p.149参照），「内容量又は固形量及び内容総量」，「栄養成分（たんぱく質，脂質，炭水化物及びナトリウム）の量及び熱量」，「食品関連事業者の氏名又は名称及び住所」，「製造所又は加工所の所在

表示は容器包装の見やすい箇所に，読みやすく理解しやすいような日本語で正確に行う

栄養成分表示（1個当たり）
熱量 164kcal，たんぱく質 7.2g，脂質 6.5g，
炭水化物 19.1g，食塩相当量 0.2g

○○プリン

名称:洋生菓子
原材料名:卵(国産)、砂糖、生乳、植物油脂、乳製品、カラメルソース、ゼラチン
添加物:香料、乳化剤、pH調整剤、増粘多糖類
内容量:130g
賞味期限: 18.5.1　保存方法:要冷蔵(10℃以下)
製造者:株式会社DEF製菓
　　　東京都港区・・・■-■-■(本社)
　　　埼玉県・・・◇-◇-◇(さいたま工場)

栄養成分表示（1包装（2個）当たり）	
熱量	483kcal
たんぱく質	17.2g
脂質	22.7g
炭水化物	52.0g
食塩相当量	3.6g

推奨，任意表示も表示した場合

栄養成分表示（1包装（2個）当たり）	
熱量	483kcal
たんぱく質	17.2g
脂質	22.7g
炭水化物	52.0g
糖質	49.3g
食物繊維	2.7g
食塩相当量	3.6g
鉄	1.4mg

図7-5　加工食品（国内で製造されたもの）の表示
〔消費者庁食品表示企画課　食品表示基準にかかる説明会資料3　表示例（平成27年5月）から一部改変〕

地及び製造者又は加工者の氏名又は名称」を，定められた方法に従って表示しなければならない。図7-5に加工食品（国内で製造されたもの）の表示例を示した。

　また2017年9月1日，食品表示基準を一部改正する内閣府令が公布され，全ての加工食品に対し，原材料の「**原産地表示**」が義務付けられた。輸入品は「原産国名」の表示が義務付けられている（p.141⑤原料原産地名表示　参照）。ほかに食品関連事業者が**特定原材料を原材料とする加工食品及び特定原材料に由来する添加物を含む食品，アスパルテームを含む食品，特定保健用食品**（4-（2）-1 p.161参照），**機能性表示食品**（4-（2）-3 p.165参照），**遺伝**

子組換え食品（p.144参照），乳児用規格適用食品（p.147参照）を販売する際にも，定められた表示方法に従い表示しなければならない。これ以外にも**個別義務表示**として，個別の加工食品（トマト加工品，ジャム類，乾めん類，食肉類，食肉製品，乳製品など）で表示事項と表示方法が義務付けられている。

　しかし，容器包装の表示可能面積がおおむね30cm²以下の場合，表示事項の表示を省略することができる。ただし，**安全性に関する表示事項（「名称」，「保存方法」，「消費期限又は賞味期限」，「表示責任者」，「アレルゲン」及び「L－フェニルアラニン化合物を含む旨」）については省略不可**である。

②推奨表示

　食品関連事業者は「**飽和脂肪酸の量**」，「**食物繊維の量**」の表示を積極的に推進するよう努めなければならない。

③任意表示

　食品関連事業者が一般用加工食品の容器包装に，特色のある原材料等に関する事項（特定の原産地，有機農産物，有機畜産物，有機加工食品など），栄養成分（たんぱく質，脂質，炭水化物及びナトリウムを除く糖類，糖質，コレステロール，ビタミン・ミネラル類など），栄養機能食品に係る栄養成分の機能，栄養成分の補給ができる旨，栄養成分又は熱量の適切な摂取ができる旨，糖類（糖アルコールでない単糖類又は二糖類）を添加していない旨，ナトリウム塩を添加していない旨を表示する場合，定められた表示方法に従わなければならない。

④期限表示（消費期限，賞味期限）

　賞味期限は定められた方法により保存した場合において，期待されるすべての品質の保持が十分に可能であると認められる期限を示す年月日をいう。ただし，当該期限を超えた場合であっても，これらの品質が保持されていることがあるものとする。このため賞味期限を過ぎた食品を摂取した場合であっても，必ずしも衛生上の危害が生じるわけではないため，見た目や臭い等の五感で消費者が個別に食べられるかどうかを判断し，調理法を工夫するなどにより食品の無駄な廃棄を減らすことが重要となる。

　一方，**消費期限**は定められた方法により保存した場合において，腐敗，変敗

その他の品質（状態）の劣化に伴い，安全性を欠くこととなるおそれがないと認められる期限を示す年月日をいう。これらの期限表示は，開封前の状態で定められた方法により保存すれば食品衛生上問題が生じないと認められる期限であり，一度開封した食品は表示されている期限にかかわらない。

⑤原料原産地名表示

原材料名は，原材料を食品添加物とそれ以外の原材料に区分し，使用した重量の多い順に記載する。**原料原産地名表示**は，原産地に由来する原料の品質の差異が，加工食品の品質に大きく反映されると一般に認識される。2017年の改正前までは生鮮食品に近いと認識されている22食品群（乾燥，塩蔵きのこ類・野菜・果実，異種混合したカット野菜・果実，緑茶及び緑茶飲料，もち等）と４品目（農産物漬物，野菜冷凍食品，うなぎかば焼き等）のうち，最も高い重量割合が50％以上の原材料にのみ，義務表示があった。しかしこれでは，産地が表示されている加工食品の割合は，全加工食品の１割程度とわずかであった。これを解消すべく2017年９月に食品表示基準が改正され，国内で製造または加工された全ての加工食品（輸入品を除く）に原料原産地表示が義務化された。対象原材料は原則として製品に占める重量割合が上位１位の原材料である。従来から表示対象であった22食品群と個別４品目は，重量割合が上位１位の原材料が50％以上に限られていたが，50％未満でも上位１位の原材料は表示対象となる。今回の改正で個別４品目に「おにぎりののり」が追加され，個別５品目となった。表示は原材料目に対応させて国産品は国産である旨を，輸入品は原産国名を表示する。対象原材料の産地について，国別に重量割合の高いものから順に国名を表示する「国別重量順表示」を原則とする。また，2017年９月に改正された新しい加工食品の表示方法（2022年４月１日完全移行）では，「製造地表示」，「又は表示」，「大括り表示」などの表示もある（図７-６参照）。

国産品は，国産である旨の表示のかわりに，農産物では都道府県名またはその他一般に知られている地名を，畜産物では主たる飼養地（最も飼養期間が長い場所）が属する都道府県名またはその他一般に知られている地名を，水産物は生産（採取及び採捕を含む）した水域の名称，水揚げした港名，水揚げした

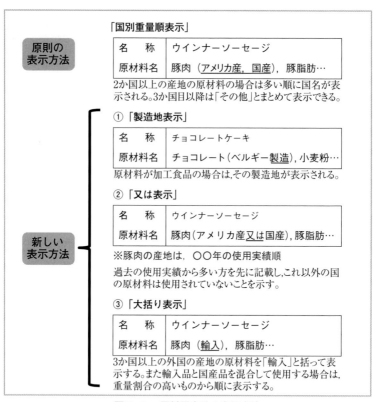

図7-6 原料原産地の表示方法

港又は主たる養殖場（最も養殖期間の長い場所）が属する都道府県名又はその他一般に知られている地名を表示することができる。一般に知られている地名とは、具体的に国内ならば郡名（例 秩父郡）、島名（例 屋久島）旧国名（例 丹波、土佐など）、旧国名の別称（例 信州、甲州など）、その他一般に知られている地名（例 房総（地域名））などが該当し、外国ならば州名（カリフォルニアなど）、省名（山東省、福建省など）が該当する。

⑥アレルギー食品表示

アレルギー症状の原因となる抗原を特に「**アレルゲン**」と言い、2002（平成14）年以降に製造・加工・輸入された加工食品にアレルゲンを含む物質を表示

表7-2　アレルギー食品の表示対象品目

規定	特定原材料等の名称	理　由
食品表示基準	えび，かに，くるみ*，小麦，そば，卵，乳，落花生（ピーナッツ）	特に発症数，重篤度から勘案して表示する必要性の高いもの。
通　知	アーモンド，あわび，いか，いくら，オレンジ，カシューナッツ，キウイフルーツ，牛肉，ごま，さけ，さば，大豆，鶏肉，バナナ，豚肉，まつたけ，もも，やまいも，りんご	症例数や重篤な症状を呈する者の数が継続して相当数見られるが，特定原材料に比べると少ないもの。特定原材料とするか否かについては，今後，引き続き調査を行うことが必要。
	ゼラチン	牛肉・豚肉由来であることが多く，これらは特定原材料に準ずるものであるため，既に牛肉，豚肉として表示が必要であるが，過去のパブリックコメント手続において「ゼラチン」としての単独の表示を行うことへの要望が多く，専門家からの指摘も多いため，独立の項目を立てている。

（消費者庁　アレルギー物質を含む食品に関する表示について（H25.9.20付け消食表第257号）別添2アレルギー物質を含む食品に関するQ&A　p.6），＊くるみは2023年より特定原材料に指定された。

する制度が始まった。対象品目は，表示が義務付けられる「**特定原材料**」と，通知によって表示が推奨される「**特定原材料に準ずるもの**」に分けられる（表7-2）。特定原材料は，特に症状が重篤で症例数が多い**えび，かに，くるみ（2023年より），卵，乳，小麦，そば，落花生（ピーナッツ）の8品目**である。特定原材料を原材料とする加工食品には「特定原材料を原材料として含む」旨を記載し，特定原材料に由来する添加物を含む食品には，「添加物を含む」旨及びその添加物が「特定原材料に由来する」旨を記載しなければならない。

　特定原材料に準ずるものは，過去に一定の頻度で健康被害が見られた21品目であり，通知により表示が推奨されているが，これらを原材料として含む加工食品については積極的に表示を行うことが望まれる。食物アレルギーの原因物質は，時代の変化とともに変わっていく可能性があると考えられるので，さらに実態調査・科学的研究を行い，適宜特定原材料等の見直しが行われる。

　表示は原則個別表示であるが，表示面積が少ない場合など個別表示により難

▶ 原則として,個別表記になります。

（個別表記の例）　アレルギー表示は下線部（実際の商品にはありません。）

原材料名	準チョコレート（パーム油(インドネシア・<u>大豆を含む</u>)），砂糖，<u>全粉乳（乳成分を含む）</u>，乳糖，カカオマス），<u>小麦粉（小麦を含む）</u>，ショートニング<u>(牛肉を含む)</u>，<u>卵（卵を含む）</u>，乳又は乳製品を主要原料とする食品，加工油脂，食塩

▶ 一括表示をする場合は,別記様式内に,使用された全てのアレルゲンがまとめて表示されます。

（一括表示の例）　アレルギー表示は下線部（実際の商品にはありません。）

原材料名	準チョコレート（パーム油（インドネシア），砂糖，全粉乳，乳糖，カカオマス），小麦粉，ショートニング，卵，乳又は乳製品を主要原料とする食品，加工油脂，<u>(一部に小麦・卵・乳成分・牛肉・大豆を含む)</u>

●同じアレルギー物質名が重複する場合は，繰り返して表示する必要はない。2度目以降は省略できる。

●原材料名には特定原材料を含まないが，製造の過程で混入が防げない場合には，欄外に「同一製造ラインで○○○を含む食品を生産しています。」等の注意喚起表示が認められている。

●特定原材料等と具体的な表示方法が異なるが，特定原材料等の表示と同一であると認められるものは表示を省略可（代替表記）。例えば「玉子」「タマゴ」など。ただし，「卵」の文字が含まれていても「卵白」「卵黄」は省略不可。

図7-7　アレルギー表示の例

〔消費者庁食品表示企画課　新しい食品表示制度リーフレット　p.2　を改変〕

しい場合は一括表示も認められる。図7-7にアレルギー表示例を示した。

⑦遺伝子組換え食品

　遺伝子組換え食品は，科学的に評価し安全性が確認されたものだけが輸入，流通，生産される仕組みとなっている。2023（令和5）年現在，**義務表示の対象となる農作物は大豆**（枝豆，大豆もやしを含む），**とうもろこし，ばれいしょ，なたね，綿実，アルファルファ，てん菜，パパイヤ，からしなの9作物**であり，これを原材料とし，加工工程後も組み換えられたDNAまたはこれによって生じたたんぱく質が検出できる**加工食品33食品群**，及び**ステアリドン酸産生遺伝子組換え大豆，高リシン遺伝子組換えとうもろこし**，これらを原材料とする加工食品（大豆油など）なども義務対象である（表7-3）。

表7‐3　遺伝子組換え表示の対象となる農産物及びその加工品(義務表示の対象となる食品)

対象農産物		加工食品
大豆 (枝豆及び大豆もやしを含む。)	1	豆腐・油揚げ類
	2	凍り豆腐, おから及びゆば
	3	納豆
	4	豆乳類
	5	みそ
	6	大豆煮豆
	7	大豆缶詰及び大豆瓶詰
	8	きなこ
	9	大豆いり豆
	10	1から9までに掲げるものを主な原材料とするもの
	11	調理用の大豆を主な原材料とするもの
	12	大豆粉を主な原材料とするもの
	13	大豆たんぱくを主な原材料とするもの
	14	枝豆を主な原材料とするもの
	15	大豆もやしを主な原材料とするもの
とうもろこし	1	コーンスナック菓子
	2	コーンスターチ
	3	ポップコーン
	4	冷凍とうもろこし
	5	とうもろこし缶詰及びとうもろこし瓶詰
	6	コーンフラワーを主な原材料とするもの
	7	コーングリッツを主な原材料とするもの
	8	調理用のとうもろこしを主な原材料とするもの
	9	1から5までに掲げるものを主な原材料とするもの
ばれいしょ	1	ポテトスナック菓子
	2	乾燥ばれいしょ
	3	冷凍ばれいしょ
	4	ばれいしょでん粉
	5	調理用のばれいしょを主な原材料とするもの
	6	1から4までに掲げるものを主な原材料とするもの
なたね		
綿実		
アルファルファ		アルファルファを主な原材料とするもの
てん菜		調理用のてん菜を主な原材料とするもの
パパイヤ		パパイヤを主な原材料とするもの
からしな		

形質	加工食品	対象農産物
ステアリドン酸産生	1　大豆を主な原材料とするもの (脱脂されたことにより, 左欄に掲げる形質を有しなくなったものを除く。) 2　1に掲げるものを主な原材料とするもの	大豆
高リシン	1　とうもろこしを主な原材料とするもの (左欄に掲げる形質を有しなくなったものを除く。) 2　1に掲げるものを主な原材料とするもの	とうもろこし
エイコサペンタエン酸(EPA)産生 ドコサヘキサエン酸(DHA)産生	1　なたねを主な原材料とするもの (左欄に掲げる形質を有しなくなったものを除く。) 2　1に掲げるものを主な原材料とするもの	なたね

(食品表示基準　別表第17, 18)

◆従来のものと組成，栄養価等が同等のもの（除草剤の影響を受けないようにした大豆，害虫に強いとうもろこしなど）

（1）農産物及びこれを原材料とする加工食品であって，加工後も組み換えられたDNAまたはこれによって生じたたんぱく質が検出可能とされているもの（表7−3に掲げる9作物及び33食品群）

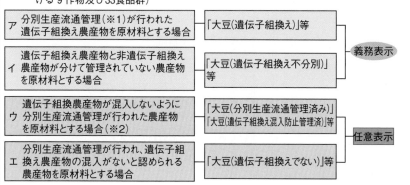

（※1）分別生産流通管理（IP管理）とは，遺伝子組換え農産物と遺伝子組換えでない農産物を，農場から食品製造業者まで生産，流通及び加工の各段階で相互に混入が起こらないよう管理し，そのことが書類等により証明されていることをいう。

（※2）大豆ととうもろこしについては，分別生産流通管理を行っても意図せざる遺伝子組換え農産物の一定の混入の可能性は避けられないことから，分別生産流通管理が適切に行われている場合は，5％以下の一定率の意図せざる混入があっても分別生産流通管理が行われた農産物と認められる。

（2）組み換えられたDNA及びこれによって生じたたんぱく質が，加工後に検出できない加工食品（大豆油，しょうゆ，コーン油，異性化液糖等）

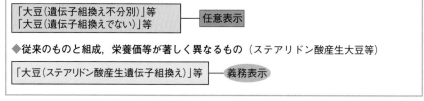

図7−8　遺伝子組換え食品の義務・任意表示
〔消費者庁　知っておきたい食品の表示（令和5年3月版）p.14より〕

　遺伝子組換え食品の義務・任意表示を図7−8に示した。表示対象は原材料及び添加物の重量に占める割合が**5％以上**で，原材料重量の割合の高い上位3位までのものである。従来のものと組成，栄養価等が同等である遺伝子組換え

農産物及びこれを原材料とする加工食品であって，加工工程後も組み換えられたDNAまたはこれによって生じたたんぱく質が，広く認められた最新の検出技術によってその検出が可能とされているものについては，「**遺伝子組換えである**」旨又は「**遺伝子組換え不分別である**」旨の表示が義務付けられている。

⑧アスパルテームを含む食品

L-フェニルアラニン化合物を含む旨を表示する。

⑨乳児用規格適用食品

飲食に供することを目的として販売する乳児用食品（「乳児」の年齢は児童福祉法等に準じて「1歳未満」がその対象）は，食品中の放射性物質の基準値（規格基準：厚生労働省策定）では，一般食品より低い放射性物質の基準値（一般食品：100ベクレル/kg，乳児用食品：50ベクレル/kg）が適用される。しかし，商品によっては外見上消費者が乳児用食品の規格基準が適用されるか否かが判別できない場合がある。そこで消費者が食品を購入する際に，その食品が「乳児用食品」または「一般食品」のいずれの基準が適用されるかを判別し選択できるように，乳児用食品には「**乳児用規格適用食品**」である旨を表示する。

2）生鮮食品

「生鮮食品」は，「加工食品及び添加物以外の食品」と定義され，単に水洗いや切断，冷凍等したものが該当する。生鮮食品のうち加工食品の原材料となるものは業務用生鮮食品となる。

①義務表示

食品関連事業者が一般用生鮮食品を販売する際には，「**名称**」，「**原産地**」を定められた表示の方法に従い表示しなければならない。この他に食品関連事業者が**放射線を照射した食品**，**特定保健用食品**，**機能性表示食品**，**対象農産物**（**遺伝子組換え農産物**），**乳児用規格適用食品**，**特定商品の販売に係る計量に関する政令第5条に規定する特定商品であって密封されたもの**（計量法の規定に基づき制定された政令の中で，密封したときに特定物象量（質量，体積）を表記すべき特定商品で，精米，小麦粉，漬物，砂糖，もちなど多数が該当）を販売する際にも定められた表示事項が定められた表示方法に従い表示しなければならない。

精米，うるち精米，もち精米，玄米，胚芽精米の中から，その内容を表す名称が表示されています。

以下の原料玄米の産地，品種，産年が表示されています。
・農産物検査法による証明を受けた原料玄米
・農産物検査法による証明を受けていない原料玄米であって，根拠資料を保管している原料玄米

産地，品種，産年その他の原料玄米の表示事項の根拠を確認した方法が表示されています。

内容量がキログラムまたはグラムで表示されています。

単一原料米以外の原料玄米の場合，原産地と使用割合に加え，ブレンド米等である旨（複数原料米など）が記載されています。産地，品種や産年については農産物検査の証明書を受けた原料玄米が使用されている場合以外に，証明を受けていない原料玄米であっても，根拠資料を保管することで表示が可能となりました。根拠資料には，伝票（米トレーサビリティ法に基づく取引等の記録，種子購入記録，栽培記録（品種，産年）などがあります。また，検査証明を受けていない原料玄米の産地について，米トレーサビリティ法第4条に基づき伝達される都道府県名等を「○○県（産地未検査）△割」と記載できます。

単一原料米(産地,品種及び産年の証明を受けた原料玄米)の表示例

名　　　称	精　米		
	産　地	品　種	産　年
原 料 玄 米	単一原料米		
	○○県	△△ヒカリ	○○年産
	農産物検査証明による		
内 容 量	○○kg		
精 米 時 期	○○年○○月○旬又は○○年○○月○○日		
販 売 者	○○米穀株式会社		
	○○県○○市○○町○-○-○		
	TEL　○○○ (△△△) ××××		

食品関連事業者のうち，表示内容に責任を有する者の名称，住所及び電話番号が表示されています。

精米は「精米時期」，玄米は「調製時期」が表示されています。また，輸入品でこれが不明なものは「輸入時期」が表示されています。なお，混合されたものは，これらのうち最も古い時期が表示されています。

単一原料米以外の原料玄米の表示例
農産物検査による証明があるもの

名　　　称	精　米			
	産　地	品　種	産　年	使用割合
原 料 玄 米	複数原料米			
	国内産			10割
	○○県	○○ヒカリ	○○年産	6割
	△△県	○○ニシキ	○○年産	4割
	農産物検査証明書による			
内 容 量	○kg			

農産物検査による証明がないもの

名　　　称	精　米			
	産　地	品　種	産　年	使用割合
原 料 玄 米	複数原料米			
	国内産			
	○○県	○○ヒカリ	○○年産	5割
	○○県	○○ニシキ	○○年産	5割
	種子の購入記録及び生産記録による確認			
内 容 量	○kg			

図7-9　玄米・精米（袋詰めされたもの）の表示

〔消費者庁・農林水産省　知っておきたい食品の表示（令和5年3月版）p.6および消費者庁玄米及び精米に係る食品表示制度の改正について（令和3年3月）p.14～16をもとに作成〕

これ以外にも個別義務表示として，個別の生鮮食品（玄米及び精米，しいたけ，食肉，鶏の殻付き卵，水産物など）に表示事項と表示方法が義務付けられている。**しいたけ**では，「名称」および「原産地」に加え，栽培方法を**原木**または**菌床**，種苗を植え付けた場所（菌床の産地）を表示，**水産物**は冷凍したものを解凍したものである場合は**解凍**と，養殖されたものである場合は**養殖**を表示しなければならない。

　図7-9に玄米・精米の表示例を示した。**玄米及び精米**（容器に入れ，包装されたものに限る。）は，**名称，原料玄米，内容量，精米時期，食品関連事業者の氏名又は名称，住所及び電話番号**を定められた様式により，容器または包装の見やすい箇所に表示する。**袋詰めされていないもの**は，名称と原産地を表示する。

②任意表示

　食品関連事業者が一般用生鮮食品を販売する際に，栄養成分及び熱量，ナトリウムの量，栄養機能食品に係る栄養成分の機能，栄養成分の補給ができる旨，栄養成分又は熱量の適切な摂取ができる旨を容器包装に表示する場合は，定められた表示事項が定められた表示方法に従い表示されなければならない。

③原産地表示

　原産地表示は，農産物では国産品は都道府県名又はその他一般に知られている地名を，輸入品は原産国名又はその他一般に知られている地名を表示する。畜産物では主たる飼養地（最も飼養期間が長い場所）により，国産品は国産である旨を，輸入品は原産国名を表示する。国産品は主たる飼養地が属する都道府県名，市町村名その他一般に知られている地名にかえることができる。国産品に主たる飼養地が属する都道府県と異なる都道府県の地名を表示するときは，原産地も表示しなければならない。水産物では国産品は水域名又は地域名を，輸入品は原産国名を表示する。水域名の表示が困難な場合は，水揚げした港名又は水揚げした港が属する都道府県名にかえることができる。

（4）食品添加物の表示

　食品添加物は，食品の製造過程において又は加工・保存の目的で，食品に添

加，混和，浸潤等の方法で使用するものと定義されている（食品衛生法第4条）。食品に添加物を使用した場合，原則として製造・加工に用いられたすべての添加物を「物質名」で表示しなければならない。食品の原材料と明確に区別し，添加物に占める重量割合の高い順に表示する（図7-10）。

　物質名の表示にかえて，定められた範囲で，一般に広く使用されている名称（簡略名または類別名）を用いて表示することができる。塩化カルシウム→塩化Ca，炭酸水素ナトリウム→重曹など。

1）用途名併記

　『保存料』，『ゲル化剤』などの使用目的や効果を表示することで，消費者の選択に役立つと考えられるものは，用途名を併記する。添加物の物質名に用途名の併記が必要な場合を表7-4に示す。

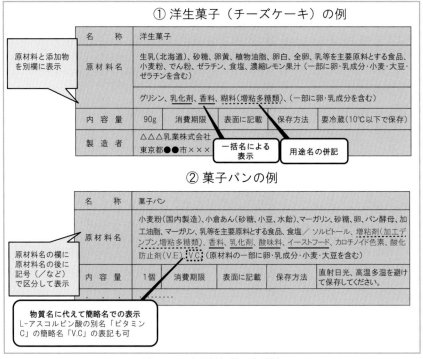

図7-10　食品添加物の表示例

表7-4　添加物に用途名の併記が必要な場合

用途名	目的と効果	食品添加物の例
甘味料	食品に甘味を与える	アセスルファムカリウム/アスパルテーム/キシリトール/サッカリンナトリウム/ステビア抽出物
着色料	食品を着色し，色調を調整する	β-カロテン/クチナシ黄色素/食用黄色5号/リボフラビン
保存料	カビや細菌などの発育を抑制し，食品の保存性を良くし，食中毒のリスクを減らす	安息香酸ナトリウム/ソルビン酸/しらこたん白抽出物/二酸化硫黄
増粘剤・安定剤・ゲル化剤・糊料	食品に滑らかな感じや，粘り気を与え，分離を防止し，安定性を向上させる	アルギン酸ナトリウム/カラギナン/カルボキシメチルセルロースナトリウム/キサンタンガム/ペクチン
酸化防止剤	油脂などの酸化を防ぎ，保存性を良くする	エリソルビン酸ナトリウム/L-アスコルビン酸/dl-α-トコフェロール
発色剤	ハム・ソーセージの色調を改善する	亜硝酸ナトリウム/硝酸カリウム/硝酸ナトリウム
漂白剤	食品を漂白し，白く，きれいにする	亜塩素酸ナトリウム/亜硫酸ナトリウム/二酸化硫黄
防かび剤（防ばい剤）	柑橘類等のカビの発生を防止する	イマザリル/オルトフェニルフェノール/ジフェニル

（日本食品添加物協会　もっと知ってほしい食品添加物のあれこれ「2021年度版」　p. 28 資料2　食品添加物の種類と用途例　を改変）

2）一括名表示

　複数の組合わせで効果を発揮することが多く，個々の成分まですべてを表示する必要性が低いと考えられる添加物および食品の常在成分などは，物質名の表示に代えて，一括名としてまとめて表示することが認められている。一括名での表示を許可される添加物の例を表7-5に示す。『イーストフード』，『膨張剤』などの一括名ごとに，表示を許可される添加物の種類が定められている。

3）表示の免除

　表示を省略してもよいのは，①加工助剤：製造・加工過程で使用されるが，完成前に除去，中和され，残留したとしても微量で食品成分に影響を与えないもの（活性炭，水酸化ナトリウムなど），②キャリーオーバー：原材料に含まれるが，食品の製造・加工過程では使用されず，最終製品において効果を発揮しえない量しか残留しないもの（せんべいに使用される醬油に含まれる保存料など），③栄養強化剤：栄養強化を目的として使用されるビタミン・ミネラル・アミノ

表7-5　一括名の定義と一括名表示できる食品添加物の例

一括名	定義（使用の目的・効果）	食品添加物の例
イーストフード	パン・菓子等の製造工程で，イーストの栄養源として使用	酸化カルシウム/リン酸三カルシウム/焼成カルシウム
ガムベース	チューインガム用の基材	エステルガム/チクル
かんすい	中華麺の製造に用いられるアルカリ剤　中華麺の食感・風味を出す	炭酸カリウム/炭酸ナトリウム/ポリリン酸ナトリウム
苦味料	苦味の付与または増強により味覚を向上・改善	カフェイン（抽出物)/テオブロミン/ナリンジン
酵素	触媒作用で食品の品質を改善する	アクチニジン/β-アミラーゼ/レンネット
光沢剤	食品の保護・表面に光沢を与える	シェラック/パラフィンワックス/ミツロウ
香料	食品に香りを付与し，おいしさを増す	オレンジ香料/シトラール/バニリン
酸味料	酸味の付与または増強により味覚を向上・改善	クエン酸/コハク酸/乳酸
チューインガム軟化剤	チューインガムを柔軟に保つ	グリセリン/D-ソルビトール/プロピレングリコール
調味料	食品にうま味などを付与，味質の調整・向上・改善	DL-アラニン/5'-イノシン酸二ナトリウム/L-グルタミン酸ナトリウム
豆腐用凝固剤	豆腐を製造する際に，大豆から調製した豆乳を凝固させる	塩化マグネシウム/グルコノデルタラクトン
乳化剤	水と油を均一に混ぜ合わせる	グリセリン脂肪酸エステル/植物レシチン/ショ糖脂肪酸エステル
pH調整剤	食品のpHを調節し，品質を改善	酢酸ナトリウム/乳酸ナトリウム/DL-リンゴ酸
膨張剤	パン・菓子等の製造工程で，ガスを発生させ生地を膨張させてふっくらさせ，食感を向上させる	炭酸水素ナトリウム/硫酸アルミニウムカリウム（焼ミョウバン）

（日本食品添加物協会　もっと知ってほしい食品添加物のあれこれ「2021年度版」 p. 28 資料2　食品添加物の種類と用途例　を改変)

酸等の食品の常在成分，である。また，小包装食品（包装の表示可能面積が 30cm^{2}以下）については表示が困難なため，添加物の表示を省略できるが，L-フェニルアラニンを含む旨の表示は省略することができない。ばら売り食品であっても，防かび剤または甘味料として使用される添加物の一部は表示を要する。その際，陳列用容器，値札，商品名を表示した札，近接した掲示板などに表示する。

（5）栄養成分に関する表示

1）栄養成分表示

　原則として，あらかじめ包装されたすべての一般消費者向けの加工食品および食品添加物について，栄養成分表示が義務づけられている（生鮮食品は任意）。食品表示基準が適用となる栄養成分等の中で必ず表示しなければならない基本5項目は，**熱量**（エネルギー），**たんぱく質，脂質，炭水化物，ナトリウム（食塩相当量**で表示）である。生鮮食品やナトリウム塩を添加していない食品の場合，食塩相当量に加えてナトリウムの量を表示できる（ナトリウム量の次にカッコ書きで食塩相当量を記載する）。

　飽和脂肪酸および**食物繊維**は，生活習慣病のリスクとの関連から，表示の必要性が高く，積極的に表示すべきと考えられ，表示を「推奨」されている。なお，糖類，糖質，コレステロール，n-3系脂肪酸およびn-6系脂肪酸，ビタミン類，ナトリウムを除くミネラル類の表示は任意である。

2）栄養強調表示

　健康の維持・増進に関連して，その栄養成分の補給ができる旨の表示（量が多いことを強調）および栄養成分または熱量の適切な摂取ができる旨の表示（量・熱量が少ないことを強調）を**栄養強調表示**という。栄養強調表示にかかわる表示基準は，コーデックスガイドライン（CAC/GL 23-1997）に準拠している（コーデックスについてはp.172を参照）。

①補給ができる旨の表示

　国民の栄養摂取状況からみて，その欠乏が健康の保持増進を妨げている栄養成分等について，「**高い旨の表示**：高，多，豊富など」，「**含む旨の表示**：源，供給，含有，入り，使用，添加など」，他の食品と比較して「**強化された旨の表示**（相対表示）：○g（%）強化，増，アップ，プラスなど」をする場合に守るべき基準値を表7-6に示す。たんぱく質および食物繊維が強化された旨の表示をする場合には，対象食品と比較して，表7-6に示す基準値以上に絶対量が強化されることに加え，25%以上の相対差（増加割合）が必要である。

表7-6　補給ができる旨の表示について守るべき基準値一覧表

栄養成分	高い旨の表示 いずれかの基準以上であること			含む旨の表示 いずれかの基準以上であること			強化された旨の表示 比較対象食品と基準値以上の絶対差があること	
	食品100g当たり（100mL当たり；飲用に供する液状食品の場合）	100kcal当たり		食品100g当たり（100mL当たり；飲用に供する液状食品の場合）	100kcal当たり		食品100g当たり（100mL当たり；飲用に供する液状食品の場合）	
たんぱく質	16.2g (8.1g)	8.1g		8.1g (4.1g)	4.1g		8.1g (4.1g)	
食物繊維	6g (3g)	3g		3g (1.5g)	1.5g		3g (1.5g)	
亜鉛	2.64mg (1.32mg)	0.88mg		1.32mg (0.66mg)	0.44mg		0.88mg (0.88mg)	
カリウム	840mg (420mg)	280mg		420mg (210mg)	140mg		280mg (280mg)	
カルシウム	204mg (102mg)	68mg		102mg (51mg)	34mg		68mg (68mg)	
鉄	2.04mg (1.02mg)	0.68mg		1.02mg (0.51mg)	0.34mg		0.68mg (0.68mg)	
銅	0.27mg (0.14mg)	0.09mg		0.14mg (0.07mg)	0.05mg		0.09mg (0.09mg)	
マグネシウム	96mg (48mg)	32mg		48mg (24mg)	16mg		32mg (32mg)	
ナイアシン	3.9mg (1.95mg)	1.3mg		1.95mg (0.98mg)	0.65mg		1.3mg (1.3mg)	
パントテン酸	1.44mg (0.72mg)	0.48mg		0.72mg (0.36mg)	0.24mg		0.48mg (0.48mg)	
ビオチン	15μg (7.5μg)	5μg		7.5μg (3.8μg)	2.5μg		5μg (5μg)	
ビタミンA	231μg (116μg)	77μg		116μg (58μg)	39μg		77μg (77μg)	
ビタミンB₁	0.36mg (0.18mg)	0.12mg		0.18mg (0.09mg)	0.06mg		0.12mg (0.12mg)	
ビタミンB₂	0.42mg (0.21mg)	0.14mg		0.21mg (0.11mg)	0.07mg		0.14mg (0.14mg)	
ビタミンB₆	0.39mg (0.20mg)	0.13mg		0.20mg (0.10mg)	0.07mg		0.13mg (0.13mg)	
ビタミンB₁₂	0.72μg (0.36μg)	0.24μg		0.36μg (0.18μg)	0.12μg		0.24μg (0.24μg)	
ビタミンC	30mg (15mg)	10mg		15mg (7.5mg)	5mg		10mg (10mg)	
ビタミンD	1.65μg (0.83μg)	0.55μg		0.83μg (0.41μg)	0.28μg		0.55μg (0.55μg)	
ビタミンE	1.89mg (0.95mg)	0.63mg		0.95mg (0.47mg)	0.32mg		0.63mg (0.63mg)	
ビタミンK	45μg (22.5μg)	30μg		22.5μg (11.3μg)	7.5μg		15μg (15μg)	
葉酸	72μg (36μg)	24μg		36μg (18μg)	12μg		24μg (24μg)	

（食品表示基準　別表第十二）
〔東京都福祉保健局　栄養表示基準ハンドブック　（2020）　p. 28　を一部改変〕

②栄養成分または熱量の適切な摂取ができる旨の表示

　表示基準が適用される栄養成分および熱量は，国民の栄養摂取状況からみて，その過剰な摂取が国民の健康の保持・増進に影響を与えているものである。
「含まない旨の表示：無，ゼロ，ノンなど」，「低い旨の表示：低，ひかえめ，少，ライト，ダイエットなど」，他の食品と比較して「低減された旨の表示

表7－7　適切な摂取ができる旨の表示について守るべき基準値一覧表

栄養成分	含まない旨の表示 基準値未満であること 食品100g当たり(100mL当たり；飲用に供する液状食品の場合)		低い旨の表示 基準値未満であること 食品100g当たり(100mL当たり；飲用に供する液状食品の場合)		低減された旨の表示 比較対象食品と基準値以上の絶対差があること 食品100g当たり(100mL当たり；飲用に供する液状食品の場合)	
熱　量 (エネルギー)	5kcal	(5kcal)	40kcal	(20kcal)	40kcal	(20kcal)
脂　質	0.5g (0.5g) ドレッシングタイプ調味料(＝ノンオイルドレッシング)の場合は3g		3g	(1.5g)	3g	(1.5g)
飽和脂肪酸	0.1g	(0.1g)	1.5g (0.75g) かつ 飽和脂肪酸に由来するエネルギーが全エネルギーの10％以下		1.5g	(0.75g)
コレステロール	5mg (5mg) かつ 飽和脂肪酸の含有量1.5g (0.75g) 未満* かつ 飽和脂肪酸に由来するエネルギーが全エネルギーの10％未満* (＊)一食分の量を15g以下と表示するもので，食品中の総脂肪酸量に占める飽和脂肪酸量の割合が15％以下の食品には適用しない。		20mg (10mg) かつ 飽和脂肪酸の含有量1.5g (0.75g) 以下* かつ 飽和脂肪酸に由来するエネルギーが全エネルギーの10％以下* (＊)一食分の量を15g以下と表示するもので，食品中の総脂肪酸量に占める飽和脂肪酸量の割合が15％以下の食品には適用しない。		20mg (10mg) かつ 比較対象食品と比較して，飽和脂肪酸の量の低減量1.5g (0.75g) 以上	
糖　質	0.5g	(0.5g)	5g	(2.5g)	5g	(2.5g)
ナトリウム	5mg	(5mg)	120mg	(120mg)	120mg	(120mg)

（食品表示基準　別表第十三）
〔東京都福祉保健局　栄養表示基準ハンドブック(2020)　p.29　を一部改変〕

（相対表示）：カット，○g（%）減など」をする場合に守るべき基準値を表7－7に示す。相対表示の場合は，対象食品と比較して，表7－7に示す基準値以上に絶対量が低減されることに加え，25％以上の相対差（低減割合）が必要である。強化，低減いずれの場合も，比較対象食品名および増加（低減）量あるいは割合を相対表示の近くに表示する。

3．食品表示法による表示　　*155*

③**無添加強調表示**（「無添加」「不使用」など）

　食品への糖類無添加およびナトリウム塩無添加に関する強調表示は，それぞれ一定の要件が満たされた場合に行うことができる。

　「**糖類を添加していない旨の表示**：糖類無添加，砂糖不使用など」の要件は，(a) いかなる糖類（ショ糖，ブドウ糖，ハチミツなど）も添加されていないこと，(b) 添加糖類の代用として糖類を含む原材料（ジャム，ゼリー，非還元濃縮果汁，乾燥果実ペーストなど）を含まないこと，(c) 酵素分解などにより，糖類含有量が原材料に含まれる量を超えて増加していないこと（デンプンの加水分解など），(d) 糖類の含有量を表示していること，である。「**ナトリウム塩を添加していない旨の表示**：食塩無添加など」の要件は，(a) その食品が添加されたナトリウム塩（塩化ナトリウム，リン酸三ナトリウムなど）を含まないこと，(b) 添加ナトリウム塩の代用となるナトリウム塩を含む原材料（ウスターソース，ピクルス，醤油，塩蔵魚など）を含まないこと，である。

④**含有量の「0（ゼロ）」表示**

　定められた分析方法によって得られた栄養成分量または熱量が，食品100g（もしくは100mL）当たり，熱量は5kcal未満，たんぱく質，脂質および炭水化物（糖質，糖類）は0.5g未満，ナトリウムは5mg未満の場合，0（ゼロ）と表示することができる（他の成分については，食品表示基準別表第九を参照）。

4．健康や栄養に関する表示制度

（1）特別用途食品

1）特別用途食品

　特別用途食品は，病者，妊産婦，乳児等の健康の保持・回復および発育などの特別の用途に適する旨の表示をする食品であり，**健康増進法**第26条に規定されている。特別用途食品として食品を販売するためには，その表示について**消費者庁**の許可を受ける必要がある。

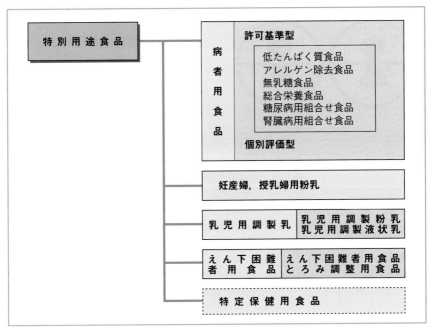

図7-11 特別用途食品の分類

〔消費者庁HP　特別用途食品とは　http://www.caa.go.jp/policies/policy/food_labeling/
health_promotion/pdf/food_labeling_cms206_200602_03.pdf〕

2）特別用途食品の分類

　特別用途食品には，病者用食品，妊産婦・授乳婦用粉乳，乳児用調製粉乳，
および，えん下困難者用食品があり，次節で述べる**特定保健用食品**（p.161）
も含まれる（図7-11）。特別用途食品（特定保健用食品を除く）に表示すべき共
通事項は，①商品名，②消費期限または賞味期限，③保存方法，④製造所所在
地，⑤製造者氏名，⑥許可証票（図7-12），⑦許可を受けた表示内容，⑧栄養
成分量および熱量，⑨原材料の名称，⑩摂取・調理・保存上の注意事項などで
ある。この他，食品ごとに特記事項（＝**必要的表示事項**）が定められている。
①**病者用食品**　病者用等の特別の用途に適する旨を表示する食品である。病
者用食品の表示の許可基準を表7-8に示す。**低たんぱく質食品，アレルゲン**

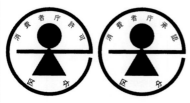

（**備考**）区分欄には，乳児用食品にあっては「乳児用食品」と，幼児用食品にあっては「幼児用食品」と，妊産婦用食品にあっては「妊産婦用食品」と，病者用食品にあっては「病者用食品」と，その他の特別の用途に適する食品にあっては，当該特別の用途を記載すること。

図 7-12　特別用途食品許可マーク

表 7-8　病者用食品の表示の許可基準

基本的許可基準
●食品の栄養組成を加減し，または特殊な加工を施したものであること
●医学的，栄養学的な見地からみて特別の栄養的配慮を必要とする病者に適当な食品であること
●特別の用途を示す表示が，病者用の食品としてふさわしいものであること
●適正な試験方法によって成分または特性が確認されるものであること
概括的許可基準
●指示された使用方法を遵守したときに効果的であり，その使用方法が簡明であること
●品質が通常の食品に劣らないものであること
●利用対象者が相当程度に広範囲のものであるか，病者にとって特に必要とされるものであること
●その食品を使用しなければ，食事療法の実施・継続が困難なものであること

（消費者庁　2021年7月現在）

除去食品，**無乳糖食品**，**総合栄養食品**，**糖尿病用組合せ食品**，**腎臓病用組合せ食品**の表示の許可にあたっては，食品群別に定められた許可基準（規格，許容される特別用途表示の範囲，必要的表示事項）により適合性が審査される（**許可基準型病者用食品**）。許可基準のないその他の食品は，個別に評価を行い，特別用途食品としての表示の許可を行う（**個別評価型病者用食品**）。特定の疾病のための食事療法上の効果が期待できること，その効果の根拠が医学的・栄養学的に証明されていること，食品または関与する成分が安全であること，日常的に食される食品であること，錠剤・カプセル型でないこと，などの満たすべき要件が定められている。

病者用食品の「**特別の用途に適する旨**の表示」は，次の（1）～（3）のいずれかに該当する。（1）単に病者に適する旨の表示：「病者用」，「病人食」など，（2）特定の疾病に適する旨の表示：「糖尿病者用」，「腎臓病食」，「血糖値に影響がありません（具体的な疾病名の表示がなくてもよい)」など，（3）許可対象食品群名に類似の表示をすることにより，病者用の食品であるとの印象を与えるもの：『低たんぱく質食品』に対して「低たんぱく食品」，『アレルゲン除去食品』に対して「低アレルゲン食品」などの表示をすることがこれにあたる。

②妊産婦，授乳婦用粉乳　　妊産婦と授乳婦の栄養補給に適する食品であることが医学的・栄養学的表現で記載されたもの。熱量および栄養成分の含有量に関する許可基準がある。必ず表示されている事項は，「妊産婦，授乳婦用粉乳」の文字，栄養成分の量，標準的な使用方法である。

③乳児用調製乳　　母乳代替食品としての使用に適することが，医学的・栄養学的表現で記載されたもの。熱量および栄養成分組成に関する許可基準がある。表示が必要な事項は，「乳児用調製粉乳」または「乳児用液状乳」の文字，母乳の代替食品として使用できること（乳児にとって母乳が最良である旨も記載する），医師・管理栄養士等の相談指導を得て使用することが適当である旨，標準的な調乳または使用方法，乳児の個人差を考慮して使用する旨である。

④えん下困難者用食品　　えん下を容易にし，誤えんおよび窒息を防ぐことを目的とする**えん下困難者用食品**および同目的で液体にとろみをつけるための**とろみ調整用食品**がある。それぞれに基本的許可基準および規格基準がある。えん下困難者食品には，飲み込みやすさに応じた3つの許可基準区分（硬さ・付着性・凝集性）がある。「えん下困難者用食品」の文字，許可基準区分（Ⅰ～Ⅲ）を表す図表，喫食の目安となる温度，1包装当たりの重量，1包装分の熱量と栄養成分，医師・歯科医師・管理栄養士等の相談指導を得て使用することが適当である旨が表示されている。とろみ調整用食品の規格基準には，粘度と性能に関する満たすべき要件が定められている。許可された食品には，「とろみ調整用食品」の文字，1回の使用量，喫食の目安温度・喫食温度による粘度の違いに関する注意事項，1包装当たりの重量，1回の使用量または1包装当

たりの熱量と栄養成分，医師・歯科医師・管理栄養士等の相談指導を得て使用することが適当である旨，とろみをつける食品に関する注意事項，とろみ調整用食品を加える際の手順，摂取する際の注意事項などが表示されている。

（2）保健機能食品

保健機能食品は食品の**機能性を表示できる食品**であり，特定保健用食品，栄養機能食品および機能性表示食品に分類される。保健機能食品の分類および他の健康食品・医薬品との関係を図7-13に示す。保健機能食品以外の食品に機能性を表示して販売することは禁止されている。また，いわゆる「健康食品」と称される食品は，一般食品に含まれる。

特定保健用食品および**栄養機能食品**は，食生活の多様化によりさまざまな食品が流通している状況が，国民の栄養摂取状況を混乱させ，健康上の被害をもたらすことのないよう，また消費者が安心して食生活の状況に応じて自らの判断に基づき食品の選択ができるよう，食品についての適切な情報提供を目的として，2001（平成13）年に創設された。また，**機能性表示食品**は，機能性をわかりやすく表示した商品の選択肢を増やし，正しい情報を提供することにより，消費者の自主的かつ合理的な食品の選択に資することを目的として，2015（平成27）年4月に創設された制度である。

保健機能食品の表示には，食品表示法に基づく**栄養表示基準**が適用される。

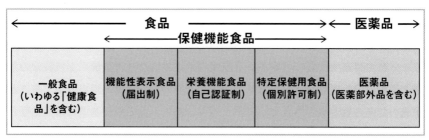

図7-13　保健機能食品の分類および健康食品・医薬品との関係

〔厚生労働省HP　「健康食品」とは http://www.mhlw.go.jp/stf/seisakunitsuite/bunya/kenkou_iryou/shokuhin/hokenkinou/index.htmlを一部改変〕

栄養成分量および熱量の表示，商品名，原材料名，内容量，消費期限または賞味期限，保存の方法，製造者などの義務表示事項を食品表示基準に従って表示する。その他，食品ごとに表示事項が定められている。

1）特定保健用食品（特保：トクホ）

特定保健用食品として，食品の機能性を表示して販売するためには，製品ごとに食品の生理機能や特定の保健機能を示す有効性や安全性等について**科学的根拠に関する審査**を受け，**消費者庁の許可**（承認）を受けなければならない。特定保健用食品の許可等の要件を表7-9に示す。特定保健用食品の中に含まれる保健機能に関係する成分は，**関与成分**と呼ばれる。2021（令和3）年6月末現在，1,076食品が特定保健用食品として表示を許可され，1食品が承認されている（実際に流通している食品数は許可数より少ない）。特定保健用食品に記載する消費者庁の許可証票を図7-14に示す。

表7-9　特定保健用食品の許可等の要件

　食生活の改善が図られ，健康の維持増進に寄与することが期待できるものであること。
（1）食品又は関与成分について，表示しようとする保健の用途に係る科学的根拠が医学的，栄養学的に明らかにされていること。
（2）食品又は関与成分についての適切な摂取量が医学的，栄養学的に設定できるものであること。
（3）食品又は関与成分が，添付資料等からみて安全なものであること。
（4）関与成分について，次の事項が明らかにされていること。ただし，合理的理由がある場合は，この限りではない。
　　ア　物理学的，化学的及び生物学的性状並びにその試験方法
　　イ　定性及び定量試験方法
（5）食品又は関与成分が，ナトリウム若しくは糖類等を過剰摂取させることとなるもの又はアルコール飲料ではないこと。
（6）同種の食品が一般に含有している栄養成分の組成を著しく損なったものでないこと。
（7）日常的に食される食品であること。
（8）食品又は関与成分が，「無承認無許可医薬品の指導取締りについて」（昭和46年6月1日付け薬発第476号厚生省薬務局長通知）の別紙「医薬品の範囲に関する基準」の別添2「専ら医薬品として使用される成分本質（原材料）リスト」に含まれるものでないこと。

〔消費者庁HP　特定保健用食品の審査等取扱い及び指導要領，http://www.caa.go.jp/consumer/iinkai/2016/237/doc/20161206-shiryou2_3_2.pdfより作成〕

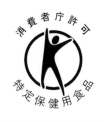 特定保健用
食品

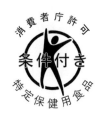 条件付き特定
保健用食品

図7-14　特定保健用食品許可マーク

　特定保健用食品には，以下の区分が設けられている。

①特定保健用食品　　健康増進法に定められた許可または承認を受けて，食生活において，その食品を摂取することにより食品の持つ特定の保健の目的が期待できることを表示する食品である。現在，許可されている主な保健の用途表示は，おなかの調子を整える，コレステロールが高めの方に適する，血圧が高めの方に適する，ミネラルの吸収を助ける，虫歯の原因になりにくい，歯の健康維持に役立つ，食後の血糖値が気になる方に適する，食後の血中中性脂肪が上昇しにくい，体脂肪がつきにくい，骨粗鬆症のリスク低減，などである。2種類以上の保健の用途が表示される場合もある。表示が認められるのは，健康の維持・増進に役立つ，または適する旨の表示であり，疾病の診断・治療・予防等に関係する表現は認められない。

②特定保健用食品（規格基準型）　　特定保健用食品のうち，別に定められた規格基準を満たすものとして許可を受けたもの。特定保健用食品としての許可実績が十分であるなど科学的根拠が蓄積されている関与成分について規格基準を定め，消費者庁の個別審査を受けることなく，事務局において規格基準に適合するか否かの審査を行う。規格基準が定められている関与成分は，「Ⅰ．お腹の調子を整えることを保健の目的とする**食物繊維**（3種類）」，「Ⅱ．同目的の**オリゴ糖**（6種類）」，「Ⅲ．糖の吸収をおだやかにする**難消化性デキストリン**（食物繊維）」，「Ⅳ．脂肪の吸収を抑制し，排出を促進する**難消化性デキストリン**」の4区分である。1品目中に複数の関与成分を含まないこと，1日の摂

取目安量が基準を満たしていることが条件となっている。2021年6月現在，131食品が規格基準型特保として許可されている。

③疾病リスク低減表示　特定保健用食品のうち，疾病リスク低減に関する表示を含むもの。関与成分の疾病リスク低減効果が医学的・栄養学的に確立されているものに限り，疾病リスク低減表示が認められる。**カルシウムと骨の健康，葉酸と胎児の神経管閉鎖障害**について表示が許可されている。2021年6月現在，葉酸を関与成分とした食品の許可はなく，カルシウムを関与成分とした14食品が許可されている。

④条件付き特定保健用食品　有効性の科学的根拠が不十分であるが，一定の有効性が確認される食品に対して，限定的な科学的根拠である旨の表示をすることを条件として許可対象と認める特定保健用食品である。現在，大麦若葉由来食物繊維を関与成分とする1食品が許可されている。

　このほか，すでに許可された特定保健用食品から，商品名の変更，風味の変更などにより改めて許可等を受けたものは，再許可等特保と称する。

　特定保健用食品に表示すべき事項は，①特定保健用食品である旨：「特定保健用食品」と記載，②許可を受けた表示内容（特定の保健の用途），③栄養成分量および熱量（関与成分を含む），④1日当たりの摂取目安量，⑤摂取方法，⑥摂取上の注意，⑦1日の摂取目安量に含まれる栄養成分の**栄養素等表示基準値***2に対する割合（栄養素等表示基準値が定められているものに限る），⑧摂取・

　*2　**栄養素等表示基準値**：「日本人の食事摂取基準（2015年版）」に基づき，食品に表示をする際に用いる基準値として設定された値。健康の維持・増進を図るために示されている性別および年齢階級別の栄養成分の摂取量の基準値を，日本人の人口構成（性および年齢階級）により加重平均した値である。日本人一人ひとりの1日に必要な平均的な量として捉えることができるが，個人が目指すべき1日当たりの栄養素等の摂取量を意味するものではない（栄養素等表示基準値のうち，食物繊維，ナトリウムおよびカリウムは，生活習慣病予防のための指標である目標量を基に計算された値である。食物繊維およびカリウムは積極摂取が，ナトリウムは過剰摂取の回避が望まれる栄養素である）。なお，「日本人の食事摂取基準（2020年版）」に基づく基準値の見直しを検討した結果，改訂は行わないこととされた。

調理・保存の方法に関する注意事項（特に注意を要する場合），⑨バランスのとれた食生活の普及啓発を図る文言（「食生活は，主食，主菜，副菜を基本に，食事のバランスを。」），である。

2016年9月，健康増進法（第28条）に基づき特定保健用食品の表示許可が取り消された。対象となったのは6食品で，表示を許可された関与成分の含有量が表示より少ない，あるいは，関与成分が含まれていないなどの理由による。消費者庁では，他の特定保健用食品についても関与成分量が適正であるかの調査を行うとともに，許可を受けた後の取扱い（変更事項の届出など），および表示や製品の品質管理体制の整備などに対する監視指導の方法について定めた。同年11月末，関与成分量に関する調査結果が公表され，当時販売されていた366食品（品目）の関与成分は許可等申請書に記載されている通り，適切に含有されていたことが確認された。以降も，特定保健用食品，機能性表示食品などの機能性に関与する成分の含有量について，定期的に調査を実施し，結果を公表している。

2）栄養機能食品

栄養機能食品は，高齢化やライフスタイルの変化等により，通常の食生活を行うことがむずかしく，1日に必要な栄養成分が不足しがちな場合に，その補給・補完のために利用できる食品である。健康の維持等に必要な栄養成分の補給を主な目的として摂取する人に対して，特定の栄養成分を含むものとして，国が定めた表現によってその機能を表示する。1日当たりの摂取目安量に含まれる栄養成分量が，国が定めた上・下限値の規格基準に適合している場合，その栄養成分の機能を表示できる。特定保健用食品とは異なり，規格基準に準拠していれば，国への許可申請や届出の必要はない。

機能に関する表示ができる栄養成分は，**ミネラル6種類（亜鉛，カリウム，カルシウム，鉄，銅，マグネシウム），ビタミン13種類（ナイアシン，パントテン酸，ビオチン，ビタミンA，B_1，B_2，B_6，B_{12}，C，D，E，K，葉酸）およびn-3系脂肪酸**である。栄養成分の機能および摂取上の注意喚起事項は，成分ごとに定められた定型文により表示する（表7-10）。対象食品は，包装容器に入れられ

た一般消費者向けの加工食品および生鮮食品である。

栄養機能食品に表示すべき事項は，①栄養機能食品であること・当該栄養成分の名称：「栄養機能食品（鉄）」等，②栄養成分の機能（表7-10に示す定型文），③1日当たりの摂取目安量および目安量当たりの栄養成分量・熱量，④摂取方法，⑤摂取する上での注意事項（定型文），⑥「食生活は，主食，主菜，副菜を基本に，食事のバランスを。」の文言，⑦消費者庁長官による個別審査を受けたものではないこと，⑧1日当たりの摂取目安量に含まれる機能表示成分の量が栄養素等表示基準値に占める割合，⑨栄養素等表示基準値の対象年齢（18歳以上）および基準熱量（2,200kcal）に関する文言，⑩調理や保存上の注意事項（必要に応じて），⑪特定の対象者に対し，定型文以外の注意が必要な場合は当該注意事項，などである。生鮮食品の場合は保存方法も表示するが，常温保存以外に留意事項がない場合は省略できる。

また，栄養機能食品として機能表示が認められていない栄養成分の機能の表示，特定の保健の目的が期待できる旨の表示（「お腹の調子を整える」など），疾病名の表示，医薬品と誤認される可能性のある表示は禁止されている。

3）機能性表示食品

機能性表示食品は，「脂肪の吸収を抑える」など，特定の保健の目的が期待できる（健康の維持および増進に役立つ）という食品の機能性を表示した食品である。機能性表示食品の表示は，消費者庁長官に届け出た安全性および機能性に関する科学的根拠に基づき，**事業者の責任**において行う。特定保健用食品とは異なり，消費者庁長官の個別の許可を受けたものではない。容器包装に入れられた一般消費者向けの加工食品および生鮮食品が対象となる。ただし，特別用途食品および栄養機能食品，アルコールを含有する飲料，栄養素（ナトリウム，糖類，脂質など）の過剰摂取につながる食品は除く。また，疾病に罹患していない者を対象とし，未成年者，妊産婦（妊娠を計画している者を含む）および授乳婦を対象に開発された食品ではない。

安全性・機能性に関する科学的根拠に関する情報のほか，当該食品に関する表示の内容，生産・製造・品質の管理に関する情報，健康被害の情報収集体制

表7-10　栄養機能食品の規格基準と栄養機能表示および注意事項表示

栄養成分	1日当たりの摂取目安量に含まれる栄養成分		栄養機能表示（栄養成分の機能）	注意事項表示（摂取する上での注意事項）
	下限値	上限値		
n-3系脂肪酸	0.6g	2.0g	n-3系脂肪酸は，皮膚の健康維持を助ける栄養素です。	本品は，多量摂取により疾病が治癒したり，より健康が増進するものではありません。一日の摂取目安量を守ってください。
亜鉛	2.64mg	15mg	亜鉛は，味覚を正常に保つのに必要な栄養素です。亜鉛は，皮膚や粘膜の健康維持を助ける栄養素です。亜鉛は，たんぱく質・核酸の代謝に関与して，健康の維持に役立つ栄養素です。	本品は，多量摂取により疾病が治癒したり，より健康が増進するものではありません。亜鉛の摂り過ぎは，銅の吸収を阻害するおそれがありますので，過剰摂取にならないよう注意してください。一日の摂取目安量を守ってください。乳幼児・小児は本品の摂取を避けてください。
カリウム	840mg	2800mg	カリウムは，正常な血圧を保つのに必要な栄養素です。	本品は，多量摂取により疾病が治癒したり，より健康が増進するものではありません。一日の摂取目安量を守ってください。腎機能が低下している方は本品の摂取を避けてください。
カルシウム	204mg	600mg	カルシウムは，骨や歯の形成に必要な栄養素です。	本品は，多量摂取により疾病が治癒したり，より健康が増進するものではありません。一日の摂取目安量を守ってください。
鉄	2.04mg	10mg	鉄は，赤血球を作るのに必要な栄養素です。	
銅	0.27mg	6.0mg	銅は，赤血球の形成を助ける栄養素です。銅は，多くの体内酵素の正常な働きと骨の形成を助ける栄養素です。	本品は，多量摂取により疾病が治癒したり，より健康が増進するものではありません。一日の摂取目安量を守ってください。乳幼児・小児は本品の摂取を避けてください。
マグネシウム	96mg	300mg	マグネシウムは，骨や歯の形成に必要な栄養素です。マグネシウムは，多くの体内酵素の正常な働きとエネルギー産生を助けるとともに，血液循環を正常に保つのに必要な栄養素です。	本品は，多量摂取により疾病が治癒したり，より健康が増進するものではありません。多量に摂取すると軟便(下痢)になることがあります。一日の摂取目安量を守ってください。乳幼児・小児は本品の摂取を避けてください。
ナイアシン	3.9mg	60mg	ナイアシンは，皮膚や粘膜の健康維持を助ける栄養素です。	本品は，多量摂取により疾病が治癒したり，より健康が増進するものではありません。一日の摂取目安量を守ってください。
パントテン酸	1.44mg	30mg	パントテン酸は，皮膚や粘膜の健康維持を助ける栄養素です。	
ビオチン	15μg	500μg	ビオチンは，皮膚や粘膜の健康維持を助ける栄養素です。	

栄養成分	1日当たりの摂取目安量に含まれる栄養成分		栄養機能表示	注意事項表示
	下限値	上限値		
ビタミンA	231μg	600μg	ビタミンAは，夜間の視力の維持を助ける栄養素です。 ビタミンAは，皮膚や粘膜の健康維持を助ける栄養素です。	本品は，多量摂取により疾病が治癒したり，より健康が増進するものではありません。一日の摂取目安量を守ってください。妊娠三か月以内又は妊娠を希望する女性は過剰摂取にならないよう注意してください。
ビタミンB₁	0.36mg	25mg	ビタミンB₁は，炭水化物からのエネルギー産生と皮膚や粘膜の健康維持を助ける栄養素です。	本品は，多量摂取により疾病が治癒したり，より健康が増進するものではありません。一日の摂取目安量を守ってください。
ビタミンB₂	0.42mg	12mg	ビタミンB₂は，皮膚や粘膜の健康維持を助ける栄養素です。	
ビタミンB₆	0.39mg	10mg	ビタミンB₆は，たんぱく質からのエネルギーの産生と皮膚や粘膜の健康維持を助ける栄養素です。	
ビタミンB₁₂	0.72μg	60μg	ビタミンB₁₂は，赤血球の形成を助ける栄養素です。	
ビタミンC	30mg	1000mg	ビタミンCは，皮膚や粘膜の健康維持を助けるとともに，抗酸化作用を持つ栄養素です。	
ビタミンD	1.65μg	5.0μg	ビタミンDは，腸管でのカルシウムの吸収を促進し，骨の形成を助ける栄養素です。	
ビタミンE	1.89mg	150mg	ビタミンEは，抗酸化作用により，体内の脂質を酸化から守り，細胞の健康維持を助ける栄養素です。	
ビタミンK	45μg	150μg	ビタミンKは，正常な血液凝固能を維持する栄養素です。	本品は，多量摂取により疾病が治癒したり，より健康が増進するものではありません。一日の摂取目安量を守ってください。血液凝固阻止薬を服用している方は本品の摂取を避けてください。
葉　　酸	72μg	200μg	葉酸は，赤血球の形成を助ける栄養素です。 葉酸は，胎児の正常な発育に寄与する栄養素です。	本品は，多量摂取により疾病が治癒したり，より健康が増進するものではありません。一日の摂取目安量を守ってください。葉酸は，胎児の正常な発育に寄与する栄養素ですが，多量摂取により胎児の発育がよくなるものではありません。

（消費者庁　食品表示基準　（平成27年3月20日）　別表第十一より）

などの必要事項を販売日の60日前までに消費者庁長官に届け出る必要がある。これらの届出情報は，消費者庁のウェブサイトで公開される。

　容器包装の主要面（商品名記載面）に「機能性表示食品」の表示をするほか，以下の表示事項が義務づけられている。①科学的根拠を有する機能性関与成分，当該成分または当該成分を含有する食品が有する機能性，②栄養成分の量および熱量，③1日当たりの摂取目安量当たりの機能性関与成分の含有量，④1日当たりの摂取目安量，⑤届出番号，⑥食品関連事業者の連絡先（電話番号など），⑦機能性および安全性について国による評価を受けたものでないこと，⑧摂取方法，⑨摂取上の注意事項，⑩バランスのとれた食生活の普及啓蒙を図る文言，⑪調理・保存の方法に関する注意事項（特に注意を要する場合），⑫疾病の診断・治療・予防を目的としたものではないこと，などを表示する。

　疾病の治療効果や予防効果を標榜する用語，消費者庁長官に届け出た機能性関与成分以外の成分を強調する用語，消費者庁長官の評価・許可を受けたと誤認させるような用語，栄養成分の機能を示す用語の使用は禁止されている。

　機能性表示食品に関する消費者向けの冊子を，消費者庁ウェブサイトからダウンロードできる（消費者庁食品表示企画課「機能性表示食品に関する情報」）。

5．その他の法令等による表示

（1）不当景品類及び不当表示防止法（景品表示法）

　景品表示法は，不当な表示や過大な景品類の提供による顧客の誘引を防止するため，消費者の自主的かつ合理的な選択を阻害するおそれのある行為を禁止し，消費者の利益を保護することを目的とする。この法律では，商品やサービスの品質，内容，価格，取引条件等を偽って表示を行うことを規制する（不当表示の禁止）とともに，過大な景品類の提供を防ぐために景品類の最高額，総額などを規制すること（過大な景品類の提供の禁止）により，消費者が適正に商品やサービスを選択できる環境を守っている。ここでいう景品類とは，販売促進のため，消費者を誘引するための手段として，商品やサービスの取引に付随

して提供する物品，金銭などの経済上の利益である。

公正競争規約は，事業者または事業者団体が，公正取引委員会および消費者庁長官の認定を受けて，表示または景品類に関する事項について設けた**自主規制のルール**である表示規約と景品規約がある。自らの業界について設定するため，その業界の商品特性や取引の実態に即して，他の関係法令による事項も広くとり入れて，より具体的に，細かく規定することができる。食品については，食品表示法，JAS法，食品衛生法，健康増進法，計量法など関連する法令が多いが，ほとんどの公正競争規約が景品表示法だけでなく，これらの関連法令の規定もとり入れている。表示規約では，商品やパッケージ等に必ず記載する事項，特定事項の表示基準，不当表示の禁止，公正マークなど多様な事項が業界の特徴を反映して設定されている。

（2）計 量 法

計量法〔1992（平成4）年〕の規定に基づく「特定商品の販売に係る計量に関する政令〔2000（平成12）年改正〕」により，計量単位で取引されることの多い消費生活に関連した商品の中で，29品目が**特定商品**に指定されている。消費者保護の観点から，特定商品は計量して販売する場合に，商品の包装容器に表記される内容量（表示量）と実際の量の誤差が，一定の範囲を超えないようにしなければならない。計量の際に許容される誤差の範囲を **量 目公差**（りょうめ）という。特定商品のうち23品目が食品であり，精米・精麦，豆類，生鮮食品・その加工品，調味料，飲料など多くの食品および加工品が含まれる。また，特定商品のうち，政令で指定される商品（精米，みそ，しょうゆ，牛乳など）は，密封包装して販売する場合，量目公差を超えないよう計量し，その包装容器に量目（内容量）を表記し，表記する者の住所・氏名等も記載する義務がある。

特定商品ごとに，量目公差（不足の場合の許容誤差），特定物象量（表示する際の単位：質量または体積），量目公差の義務がある内容量の上限量が定められている。特定商品の量目の表示例と量目公差表を図7-15に示す。精米の場合，特定物象量は質量，上限量は25kgである。量目公差は，図7-15内の表（一）

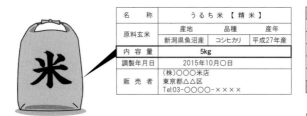

名　　称	うるち米【精米】		
原料玄米	産地	品種	産年
	新潟県魚沼産	コシヒカリ	平成27年産
内容量	5kg		
調製年月日	2015年10月○日		
販　売　者	(株)○○○米店 東京都△△区 Tel:03-○○○○-××××		

表(一) 質量／やや厳しい基準	
表示量	誤差
5g以上50g以下	4%
50gを超え100g以下	2g
100gを超え500g以下	2%
500gを超え1kg以下	10g
1kgを超え25kg以下	1%

精米，精麦，豆類，砂糖，菓子類，食塩，調味料などに適用

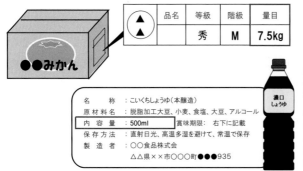

▲▲	品名	等級	階級	量目
		秀	M	7.5kg

●●みかん

表(二) 質量／やや緩い基準	
表示量	誤差
5g以上50g以下	6%
50gを超え100g以下	3g
100gを超え500g以下	3%
500gを超え1.5kg以下	15g
1.5kgを超え10kg以下	1%

野菜，漬物，果実，めん類，魚，海藻などに適用

名　　称	：こいくちしょうゆ(本醸造)
原材料名	：脱脂加工大豆、小麦、食塩、大豆、アルコール
内容量	：500ml　賞味期限：右下に記載
保存方法	：直射日光、高温多湿を避けて、常温で保存
製造者	：○○食品株式会社 △△県××市○○○町●●●935

濃口しょうゆ

表(三) 体積商品	
表示量	誤差
5mL以上50mL以下	4%
50mLを超え100mL以下	2mL
100mLを超え500mL以下	2%
500mLを超え1L以下	10mL
1Lを超え25L以下	1%

しょうゆ，ソース類，飲料など体積で量目を表示する特定商品に適用

図7-15　特定商品の量目の表示例と量目公差表

〔経済産業省HP　計量法における商品量目制度の概要，大阪府HP　商品量目制度より作成〕

に示す基準が適用され，表示する量（量目）が5kgの場合は，許容される誤差の範囲は50gである。

（3）米穀等の取引等に係る情報の記録及び産地情報の伝達に関する法律（米トレーサビリティ法）

　米トレーサビリティ法（p.179参照）では，米穀事業者に対して，①米穀等（米・米加工品）の取引に関する記録の作成・保存，②事業者間および一般消費者への米穀の産地情報（米加工品の場合は原料米の産地情報）の伝達，を義務づけている。これにより，米穀等に関し，①食品としての安全性を欠くものの流通防止，②表示の適正化，③適正かつ円滑な流通確保のための措置の実施の

基礎とする。④米穀等の産地情報の提供促進の点から，国民の健康保護，消費者の利益の増進，農業およびその関連事業の健全な発展を図ることを目的とする。トレーサビリティ確保のため，対象となる米穀および米加工品を出荷・販売，入荷・購入，事業所間の移動，廃棄した場合には，その記録を作成し，原則3年間保存する。

　農林水産省のウェブサイトに，米トレーサビリティ法の詳しい情報が掲載されている（http://www.maff.go.jp/j/syouan/keikaku/kome_toresa/index.html）。

（4）牛の個体識別のための情報の管理及び伝達に関する特別措置法 （牛トレーサビリティ法）

　牛トレーサビリティ法（p.179参照）は，牛肉の安全性に対する信頼確保，BSE（牛海綿状脳症）のまん延防止措置の的確な実施を図ることなどを目的とする。国内で飼養される全ての牛（輸入牛を含む）は，10桁の個体識別番号（耳標に印字）により管理され，性別や種別（品種），出生からと殺までの飼養地などの情報がデータベースに記録される。と殺後の加工・流通過程においても個体識別番号（またはロット番号）が表示され，仕入れ・販売などの取引が帳簿に記録・保存される。消費者は，購入した牛肉に表示されている個体識別番号により，インターネットを通じて，その牛の出生から消費者に供給されるまでの生産流通履歴情報の把握（トレーサビリティ）が可能である。牛個体識別台帳の作成は，独立行政法人家畜改良センターに委任されている。精肉に表示された個体識別番号により検索した牛の生産履歴の例を図7-16に示す。

（5）コーデックス（Codex）規格

　食品表示については，コーデックス委員会が定める規格が国際規格として認識されている。**コーデックス委員会**（CAC：Codex Alimentarius Commission）は，国際連合食糧農業機関（FAO）と世界保健機関（WHO）によって，1963（昭和37）年に設立された国際的な政府間機関である。国際間で流通している食品の規格の策定を通じた消費者の健康保護と公正な食品貿易の確保を主な目的とし

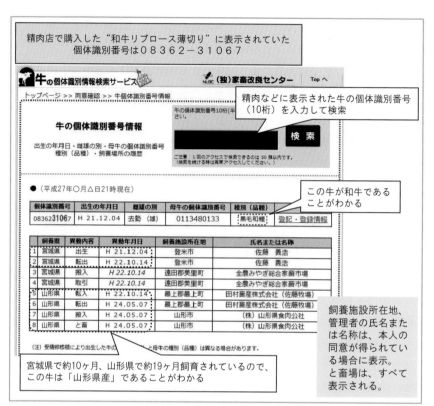

図7-16　牛個体識別番号による牛の生産履歴の検索

（農林水産省　消費・安全衛生管理課　牛トレサ法の概要（パンフレット）を参考に作成）

ている。コーデックス規格は，さまざまな国の異なる制度の調和を図るものと
して存在し，食品貿易における問題が発生した際，その問題解決にあたる世界
貿易機関（WTO）の判断基準として使用される。2018年5月現在で187か国お
よび1機関（欧州連合）が加盟している。日本は1966年に加盟した。

　包装食品の表示に関する一般規格（CODEX STAN 1-1985），食品添加物に関
する一般規格（CODEX STAN 192-1995），**栄養及び健康強調表示の使用に関す
るガイドライン**（CAC/GL 23-1997）などコーデックス規格の一部は，日本語版
が公開されている（http://www.maff.go.jp/j/syouan/kijun/codex/standard_list/）。

食情報と消費者保護

★ 概要とねらい

　現在のように，食情報が氾濫する社会において，情報は消費者の食品の購買行動にさまざまな影響を及ぼしている。例えば，「○○を食べると健康によい」とか「オーガニック食品が安心である」のような情報を受容したために，購入する予定もなかった食品を購入して飲食することもある。反対に，「○○を食べると健康に悪い」のような情報を受信して，有害なものがわずかでも入っていたら危険であると考え，その食品を買わなくなる消費者もいる。しかし，それらの情報の中には，科学的根拠が乏しいものも含まれている。したがって，私たちは，さまざまな食情報を，主体的かつ批判的に受けとめて，読み解く能力を身につけることが不可欠である。

　一方，消費者に不安をもたらす食品偽装などの消費者問題が生じることもある。この一因として，商品に関する情報の質・量において，事業者は消費者より優位に立っているという点がある。したがって，消費者の権利を守り，利益を擁護し，その増進を図るための総合的な施策，つまり消費者政策が重要である。さらに，事業者と消費者の間に発生する消費者問題を防止するためには，第三者の存在が必要であり，その役割を果たしているのが，消費者行政である。

　本章では，食情報に関する問題，食品の安全にかかわる情報管理，消費者政策，消費者行政などについて考える。

1．食情報の発信と受容

（1）メディアの意味

　メディア（media）は，英語のミディアム（medium）の複数形である。「ミディアム」は，中間・媒介者という意味であるが，情報の送り手と受け手の間に位置し，それらを媒介するコミュニケーション・ツールがメディアである。なお，メディアの訳語の「媒体」という用語もよく用いられる。

（2）マスメディアによる情報

　マスメディアは，情報の送り手と不特定多数の受け手の間に位置し，画一的な内容を大量に伝達するコミュニケーション・ツールである。具体的には，電波メディアのテレビ・ラジオ，および，紙メディアの新聞・雑誌の4メディアを指す。私たちは日々，マスメディアから，さまざまな情報を受容しているが，その情報は，偏りがないとはいえない。諸橋[1]が指摘したように，事実があっても，それをメディアが報じなければ人々には認知されず，それは「無いこと」になってしまう可能性もある。他方，メディアによって設定された争点は，「世の中の意見」となり，多くの人々が支持しているように思い，反対の意見をもっていても沈黙してしまうことも多い。私たちは，さまざまな情報を主体的かつ批判的に受けとめ，正しい情報を取捨選択し，その情報を上手に扱う能力（**メディアリテラシー**，**情報リテラシー**）を身につけることが不可欠である。

（3）デジタルメディアによる情報

　インターネットの普及により，マスメディアの優位性は揺らいでいる。NHK放送文化研究所『国民生活時間調査2020』（2021年）によれば，30歳代以下では，インターネットや動画の利用時間がテレビ視聴時間を上回っている。インターネットによる情報は，マスメディアのような画一的な情報を多くの人に一方通行で送信するスタイルではなく，受け手に合った情報を送信するとい

う特徴がある。受け手としては，自分の知りたい情報を容易に取得できることになるが，情報の選択に偏りが生じるという問題もある。インターネット上で泡（バブル）の中に包まれたように，自分の見たい情報しか見えなくなることを，**フィルターバブル**という。さらにインターネット上では，ユーザが手軽に情報の受発信を行うことができるため，多くの情報があふれている。そして，真偽も確かめられないままに，誤った情報が広範囲に拡散されることもある。したがって，情報を適切に読み解く能力，誤情報を信じて拡散しないようにする判断力および情報源の信頼性を確認する能力などの重要性が指摘されている。

（4）食生活に影響を与えている情報源

　厚生労働省の『令和元年国民健康・栄養調査報告』（2021年）によれば，食生活に影響を与えている情報源は，総数ではテレビが最も多い。世代別に見ると，特に，50歳代以上で顕著である。テレビからの情報には，テレビ番組の他，テレビCMも含まれている。浅川[2]が指摘したように，テレビCMでは，購買意欲が高まるような広告表現が駆使されている。テレビを中心とするマスメディアからの影響を受けやすい環境にいる私たちは，先述したように，メディアリテラシーや情報リテラシーを身につけることが重要である。

　他方，30歳代以下では，食生活に影響を与えている情報源として，ウェブサイトとソーシャルメディアをあげた者の合計が50％以上となっている。最近では，食材・調理法を紹介するウェブサイトや動画が人気を呼んでいる。

2．食情報の濫用：食情報の弊害

（1）食品偽装

　食品偽装とは，食品の小売・卸売りや飲食店での商品提供において，生産地，原材料，消費・賞味期限，および食用の適否などについて，本来とは異なった表示を行った状態で，流通・販売がなされることをいう。産地・消費期限の改ざんや飲食店における食べ残しの再利用など，消費者には真偽の判別が難しい

ケースもある。消費者は生産者・販売者を信じるしかないため，食品偽装は，生産者・販売者と消費者の情報格差を悪用したものである。違反行為があった場合，**偽装の内容によっては刑法上の詐欺罪に該当する可能性**もある。その他，食品偽装に関連する法律として，**食品表示法，不正競争防止法，不当景品類及び不当表示防止法**（景品表示法），**健康増進法，米トレーサビリティ法，日本農林規格等に関する法律**（JAS法），**食品衛生法**などがある。

　食品偽装が生じる理由として，企業のコスト削減や過度な利潤追求があるケースが多い。他方，消費者が食品を選択する際，鮮度，国産，有名ブランド，無添加などのような食品選択基準を重視しすぎることに起因しているという考え方もある。そもそも，経営者が**コンプライアンス**（企業の法令遵守）の維持に努め，消費者重視や企業の社会的貢献を重視する経営方針を実践していれば，食品偽装は発生しにくい。また，組織内で意見表明が自由に行えたり情報伝達が円滑になされたりする制度や文化があると，食品偽装は起こりにくくなることを荒井・山内[3]が指摘している。

（2）フードファディズム

　ファディズム（faddism）とは一時的な流行を熱狂的に信じることであるが，**フードファディズムは**，高橋[4]によれば，食品や栄養素が健康や病気へ与える影響を過大に評価することであり，以下の3類型に分けられる。①ある食品さえ食べれば（飲めば）万病解決，あるいは短期間で減量できる，などのように食品への過大な健康効果を主張する食品が大流行すること，②当該食品に含まれる有益・有害成分の量については言及せず，「これを食べると○○によい・悪い」と主張すること，③個人の状況を勘案せずに，ある食品を体に悪いと敵視する，あるいは体によいと扇動すること。つまり，フードファディズムは，**食生活を総合的にとらえずに，食品をよいか悪いかの二分法で評価**している。

　マスメディアでは，視聴者・読者の関心を引くために，誇張した食情報を提供することもある。さらに，誇張された食情報が，ソーシャルメディアによっ

て短期間に拡散されることもある。フードファディズムに踊らされないためには，流行的な情報を盲信せず，科学的根拠から判断をすることが重要である。

（3）風評被害

　風評被害とは，関谷[5]によれば，「ある事件・事故・環境汚染・災害が大々的に報道されることによって，本来，安全とされる食品，商品，土地，企業などを人々が危険視して，消費，観光，取引をやめることによって引き起こされる経済的被害」である。また，関谷は，風評被害発生のメカニズムについて次のプロセスを示している。①事故や環境汚染などの問題が起きたとき，市場関係者・流通業者が，「安全か危険かの判断がつかない状態では，消費者は問題となっている食品・商品を買わなくなるので，価格を下げよう，取引は控えよう」と考え，経済的被害が成立する。②科学者・評論家などが①を「風評被害」と指摘する。③それが報道され，社会的に認知された「風評被害」となる。④その後，報道量の増大に伴い，消費者が問題となっている食品・商品を忌避する行動をとる。したがって，単なる「風評」によって引き起こされる現象ではなく，引き金となる現実の問題は存在しているが，市場関係者・流通業者の過剰反応および被害状況を強調して報道することが，風評被害の主な要因である。

　報道について，関谷[6]は，「この土地は危ないとかこの商品は危険である，ということをメディアで伝え続けることは，その土地や商品の価値を下げる宣伝活動のようなものである。さらに，テレビや新聞のニュースでは，客観的な事実を伝えるだけではインパクトが弱いため，故意に視聴者の不安をあおり，ネガティブな状況を強調する傾向がある」と指摘している。

　風評被害の解決策としては，検査体制を確立して正確な情報を伝えていくことが重要である。また，長期的には，後述する「リスクコミュニケーション」によって人々に正しい知識をもってもらう，すなわち，安全なものを安全と理解してもらい，流通を促していくことも大切である。

3. 食品の情報管理

　消費者が，食の安全に対する疑念を払拭して合理的な食品選択をするために，食品の情報管理は重要である。本節では，日本商品コード，トレーサビリィーティシステム，GAPについて考える。

（1）日本商品コード（JANコード）

　日本商品〔**JAN**（Japanese Article Number）〕コードは，普段私達が買い物をする商品についている「バーコード」のことで，「どの事業者の，どの商品か」を表す，世界共通の商品識別番号である。JANシンボルというバーコードシンボルによって商品パッケージに表示される。JANコードは日本国内での呼び方で，国際的には**EANコード**（European Article Number）と呼ばれる。

　JANシンボルの印刷サイズや色は，すべて**日本工業規格**（Japanese Industrial Standards：**JIS**）に準拠して作成される。JANコードで使える文字は，0から9までの数字のみであり，JANコードは一般的に13桁の数字から成り立っている。左から数えて2桁までの数字が**国コード**であり，日本の国コードは，45か49が割り当てられている。国コードの次に事業者を特定する**事業者コード**，

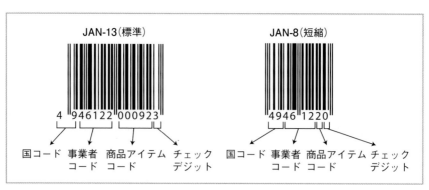

図8-1　日本商品（JAN）コード

その後に**商品アイテムコード**，最後に1桁の**チェックデジット**で構成される。

　チェックデジットとは，バーコードが正しく読みとれたことを確認するためにつけられた数値である。13桁が標準バージョンであるが，パッケージが小さく13桁を印刷できない商品には，日本独自の8桁のJANコードが用いられる。なお，標準バージョンのJANコードはGTIN-13，短縮バージョンのJANコードはGTIN-8と呼ばれることがある。JANコードは，POS（Point of sales）システム，受発注システム，在庫管理システムなどに広く利用されている。

（2）トレーサビリティシステム

　トレーサビリティとは，trace（追跡）とability（可能）という二つの単語を組み合わせた言葉で，生産から最終消費までの過程を「追跡可能」にするという意味である。食品がどのような経路で消費者の手元に届いたのかを明確にし，万が一，健康に影響を与える事件・事故が起きたときの迅速な製品回収や原因究明のための経路の追跡や表示が正しいことの確認などに役立つ。特に，BSE問題や非食用の事故米穀の不正規流通事件を背景に，国産牛と米・米加工品に関しては，それぞれ法律によってトレーサビリティの体制が整えられた。具体的には，国産牛には**牛の個体識別のための情報の管理及び伝達に関する特別措置法（牛トレーサビリティ法）**，そして，米・米加工品に関しては，**米穀等の取引等に係る情報の記録及び産地情報の伝達に関する法律（米トレーサビリティ法）**が制定された（p.170～172に詳述）。

（3）農業生産工程管理（GAP）

　直訳すると，消費者・農業生産者・環境にとって，よい農業の取り組みのことを「Good Agricultural Practices：**GAP**」という。一般的には「**農業生産工程管理**」と呼ばれており，農業生産活動の持続性を確保するため，食品安全，環境保全，および労働安全に関する法令などを遵守するための点検項目を定め，それらを実施・記録・点検および評価を繰り返しつつ生産工程の管理や改善を行う取り組みのことをいう。これを多くの農業生産者や産地が取り入れること

により，持続可能性の確保，競争力の強化，品質向上，農業経営の効率化が図られるとともに，消費者の信頼確保にもつながる。

4．食品の安全

（1）食品の「安全」と「安心」について

　食品の安全・安心という言葉がよく使われるが，「安全」と「安心」は，異なる概念である。まず，食品が「安全」か否かは，科学に基づいて客観的に決まるものである。後述するように，食品安全委員会が食品の安全を公正に科学的に評価する。そして，この評価を受け，厚生労働省，農林水産省，環境省，および消費者庁などがリスクを減らす措置をとっている。このような制度に基づいて日本の食の安全は確保されている。

　他方，消費者が食品を「安心」して食べることができるか否かは，消費者の心理・感情という主観的な判断に左右される。食品の「安心」については，事業者や行政が，消費者から信頼されていることが重要である。情報源が信頼されていなければ，そこから発信される情報も信用されない。

（2）食品が安全であるとは

　コーデックス委員会（p.172参照）の「食品衛生の一般原則」では，「食品が安全である」ということについて，「予期された方法や意図された方法で作ったり，食べたりした場合に，その食品が食べた人に害を与えないという保証」と定義している。現在，わが国では，世界各国からさまざまな食品が輸入されていることもあり，食品の第一次生産から最終消費までの過程（フードチェーン）は複雑化している。フードチェーンで，例えば，基準を超える農薬や食品添加物が使われたり，有害微生物が付着したりすると，食品の安全が損なわれてしまう。したがって，フードチェーン全段階で安全を確保することが重要であり，一次生産から最終消費にわたって必要な安全管理をすることを**フードチェーンアプローチ**という。

（3）リスクアナリシス

食品には，微量ではあるが有害微生物，環境からの汚染物質，残留農薬，食品添加物，放射性物質のようにヒトの健康に悪影響を及ぼす可能性のある物質が含まれていることがある。ヒトの健康に有害な影響を及ぼすおそれがある食品中の物質または食品の状態のことを**ハザード（危害要因）**という。そして，食品中にハザードが存在する結果として生じる，健康への悪影響が起こる確率とその悪影響の程度を，**リスク**という。食品にゼロリスクはない。食品が安全か否かは，ハザードの毒性と摂取する量（ばく露量）によって決まる。

ハザードによる健康被害が報告されてから対処するのではなく，リスクを科学的に評価し，必要であれば適切な措置を検討して安全性を高めるという「後始末より未然防止」という考え方が**リスクアナリシス**の基本である。

リスクアナリシスは，**リスク評価・リスク管理・リスクコミュニケーションの3要素**から構成されており，わが国では，**リスク評価機関である食品安全委員会と，リスク管理機関である厚生労働省，農林水産省，環境省，消費者庁などが連携・協力して，食品安全行政を展開**している。

1）リスク評価

リスク評価とは，食品中に含まれるハザードをどのくらい摂取することによって，どのような健康への悪影響が生じるのかを，科学的に評価することをいう。リスク評価は，①ハザードの特定，②バザードの特性評価，③ばく露評価，④リスクの判定の4ステップで行われる。

2）リスク管理

リスク管理とは，すべてのステークホルダーと情報や意見を交換しながら，技術的な実行可能性，費用対効果，**リスク評価結果**などを考慮したうえで，リスクを低減するために適切な政策・措置について，科学的な妥当性をもって検討・実施することをいう。リスク管理は，①リスク管理の初期作業，②リスク管理の選択肢の評価，③決定された政策や措置の実施，④ モニタリングと見直しの4ステップで行われる。

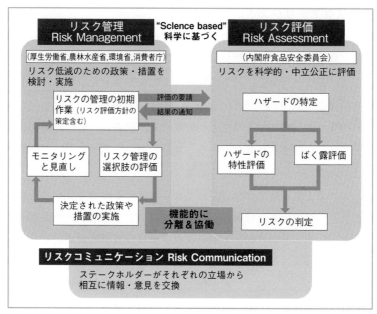

図8-2　リスクアナリシス

（資料：内閣府　食品安全委員会（パンフレット）　2021　p.1）

3）リスクコミュニケーション

　リスクアナリシスの全過程において，消費者・消費者団体，行政（リスク管理機関，リスク評価機関），メディア，事業者，専門家などのステークホルダー間で，リスクやリスクに関連する要因などについて，それぞれの立場から**相互に情報や意見を交換する**ことをいう。**リスクコミュニケーションの目的は，**対話・共考・協働であり，説得ではない。国民が物事の決定に関係者として関わるべきである，という考えによるものである。

　リスクコミュニケーションを行うことで，検討すべきリスクの特性やその影響に関する知識を深め，その過程で関係間の相互理解を深め，信頼関係を構築して，リスク管理やリスク評価を有効に機能させることができる。

（4）食品安全基本法と食品安全委員会

1）食品安全基本法

　食品安全行政に**リスクアナリシスの考えを導入**した**食品安全基本法**が2003（平成15）年7月1日に施行された。この法律では，食品の安全性を確保するための措置を講じるに当たって，**「国民の健康の保護が最も重要である」**という**基本理念**を定め，**国，地方公共団体，食品関連事業者の責務や消費者の役割**を明らかにしている。国は，「食品の安全性の確保に関する施策を総合的に策定し，実施する責務を有する」，地方公共団体は，「国との適切な役割分担を踏まえて，その地方公共団体の区域の自然的経済的社会的諸条件に応じた施策を策定し，実施する責務を有する」と明記されている。食品関連事業者には，①食品の安全性の確保について第一義的責任のあることを認識して，安全性を確保するために必要な措置を適切に講ずること，②正確かつ適切な情報の提供に努めること，③国や地方公共団体が行う食品の安全確保の施策に協力すること，などが求められている。そして，**消費者は，「食品の安全確保に関する知識と理解を深めるとともに，食品の安全確保に関する施策について意見を表明するように努めることによって，食品の安全性の確保に積極的な役割を果たすものとする」**と明記されている。

2）食品安全委員会

　食品安全基本法が制定され，これに基づいて新たな食品安全行政を展開していくことになり，これに伴い，2003（平成15）年7月1日に，食品安全委員会が内閣府に設置された。**食品安全委員会は，「国民の健康の保護が最も重要である」という基本的認識のもと，規制や指導などのリスク管理を行う関係行政機関からは独立して，科学的知見に基づき客観的かつ公正にリスク評価を行う機関**である。内閣総理大臣が任命する7名の委員から構成され，その下に，年間計画などを調査・審議する企画等専門調査会および各ハザード（例えば，微生物・ウイルス，添加物など）の専門調査会とワーキンググループが設置されている。リスク管理機関から諮問を受け，専門調査会やワーキンググループでの審議結果をもとにリスク評価を決定し，リスク管理機関に通知している。

その他，食品安全委員会は，**リスクコミュニケーション**，国内外の情報の収集・発信，および海外のリスク評価機関と定期的に会合を持つなど国際協調への取り組みも行っている。

（5）製造物責任法（PL法）

製造物の欠陥が原因で生命，身体または財産に損害を被った場合に，製造業者などの**過失の有無に関係なく，製品の欠陥**を証明できれば賠償を請求できるという法律である**製造物責任法**が，1995（平成7）年に施行された。「製造物責任」という用語に相当する英語の「Product Liability」の頭文字から，**PL法**とも呼ばれる。この法律では，製造物を「製造または加工された動産」と定義している。つまり，人為的な操作や処理が加えられ引き渡された動産を対象とし，不動産，電気，ソフトウェア，**加工されていない農林・畜・水産物などは，この法律の対象にならない**。そして，製造者を，**製品の製造，加工または輸入した者や，製造業者としての表示を行った者**としている。また，「欠陥」とは「製造物が通常有すべき安全性を欠いていること」を指し，設計上の欠陥，製造上の欠陥のほか，指示・警告上の欠陥（事故を防ぐための指示・警告が適切でないなど）が該当する。この法律の施行以前は，製品の欠陥で損害やけがなどの消費者事故が発生した場合，民法が規定する不法行為による損害賠償請求が拠り所であった。その場合，製造業者の過失の立証が必要であり，消費者と製造業者との情報の質・量の格差を考えると，被害者救済は非常に困難であった。

ただし，この法律において製造物責任を負う要件が満たされている場合であっても，製造業者が，製造物を流通させた時点の科学技術水準では欠陥を発見することが不可能であったことを証明すれば，製造物責任を負わなくて済む。これを「開発危険の抗弁」という。また，消費者が，製品表示や取扱説明書に従わずに誤った使い方をしたり，本来の用途とは異なる目的に使用したために事故に至った場合は，消費者の責任とみなされる。

5．消費者保護の制度

（1）消費者基本法

　終戦直後の深刻な生活物資の不足や物価高騰による貧しい時代を経て，高度経済成長期になると，日本は大量生産・大量消費の社会になった。そして，1955（昭和30）年の「森永ヒ素ミルク事件」や1968（昭和43）年の「カネミ油症事件」のように，大量生産過程の中で有害物質が食品へ混入する事件も起きた。また，1960（昭和35）年には，牛肉の缶詰にハエが入っていたという苦情を受け，調査したところ，その問題とは別に，缶詰の中身が牛肉ではなく鯨肉であったことが判明した「ニセ牛缶事件」のような消費者被害も発生した。このような状況に対し，消費者保護が必要と考えられ，国・地方公共団体・事業者の責務と役割分担が定められた「消費者保護基本法」が1968年に施行された。

　その後，消費者を取り巻く環境は著しく変化し，消費者政策に対しても変革が求められるようになった。それまでの消費者政策は，事業者や事業活動を規制することで消費者を「保護」し，その利益の擁護・増進を図るものであったが，この考え方を抜本的に見直し，**消費者の権利の尊重と自立の支援を基本理念とする消費者基本法**が「消費者保護基本法」の改正により，2004（平成16）に施行された。日本の消費者政策が，**消費者を「保護する」から，「自立を支援する」**という姿勢に変更されたのである。この法律では，消費生活における基本的な需要が満たされ，健全な生活環境が確保される中で，①安全の確保，②自主的かつ合理的な選択の機会の確保，③必要な情報の提供，④教育機会の確保，⑤消費者の意見が消費者政策に反映されること，⑥被害が生じた場合には適切かつ迅速に救済されることなどを消費者の権利として位置づけている。

　そして，消費者基本法は，消費者政策を進めるため，**国や地方公共団体および事業者の責務と消費者の努力責務**などを定めている。具体的には，国や地方公共団体は，消費者政策を推進する責務を有するとしている。とくに，国に対しては，「消費者政策の推進に関する基本的な計画（消費者基本計画）」を策定

すること，法制上・財政上の措置を講ずること，消費者政策の実施状況を検証するための年次報告書『消費者白書』を公表（国会への提出）することを定めている。また，事業者の責務として，消費者の安全および消費者との取引における公正を確保する，消費者に必要な情報をわかりやすく提供する，消費者との取引に際して消費者の知識・経験・財産の状況などに配慮する，消費者との間に生じた苦情を処理する体制の整備に努めその苦情を適切に処理する，国・地方公共団体が実施する消費者政策に協力する，環境の保全に配慮する，品質を向上させ自らが遵守すべき基準を作成することなどにより消費者の信頼を確保するよう努めること，などが明記されている。他方，消費者は，自ら進んで，消費生活に関する必要な知識を修得し，必要な情報を収集しなければならず，消費生活に関し，環境の保全および知的財産権などの適正な保護に配慮しなければならない，とされている。そして，消費者団体には，消費生活に関する情報の収集と提供，消費者に対する啓発や教育，消費者被害の防止と救済のための活動などが求められている。

（2）消費者団体訴訟制度

　内閣総理大臣が認定した消費者団体が，消費者に代わって事業者に対して訴訟などをすることができる制度のことである。民事訴訟の原則的な考え方では，被害者である消費者が，加害者である事業者を訴えることになるが，①消費者と事業者との間には情報の質・量や交渉力に格差があること，②訴訟には時間・費用・労力がかかり，少額被害の回復に見合わないこと，③個別のトラブルが回復されても，同種のトラブルがなくなるわけではないこと，などの理由から，内閣総理大臣が認定した消費者団体に特別な権限を付与したものである。具体的には，「差止請求」と，「被害回復」との2制度から成っている。

（3）消費者庁と消費者委員会

　2000年代，食品偽装問題をはじめ消費者に不安をもたらす消費者問題が多数発生した。このような問題に対して，当時の政府は，各府省庁に消費者対策の

担当部局を設置し，国民の健康・安全の確保に努めてはいたが，製品やサービスごとに担当府省庁が異なる「縦割り行政」であった。縦割り行政の弊害を解消するため，消費者行政の司令塔として機能し，各行政機関の権限の円滑な調整を行ったり，自ら迅速に対応する新たな組織の設立が必要となり，2009（平成21）年に消費者庁関連3法が制定された。ちなみに，消費者庁関連3法とは，①「**消費者庁及び消費者委員会設置法**」②「**消費者庁及び消費者委員会設置法の施行に伴う関係法律の整備に関する法律**」③「**消費者安全法**」である。消費者庁関連3法の成立後，消費者庁及び消費者委員会設置法に規定された所掌事務を遂行するための体制整備が進められた。

1）消費者庁

消費者庁は，**消費者基本法**の消費者の権利の尊重と自立の支援などの基本理念に基づいて，消費者が安心して安全で豊かな消費生活を営むことができる社会の実現に向けての活動を行うことを任務として，2009（平成21）年に設置された。消費者庁は，国の消費者行政全般にかかわる司令塔としての役割を担っている。具体的には，①消費者安全法に基づいて各府省庁，国民生活センターや各地方公共団体の消費生活センターなどが把握した消費者事故に関する情報を一元的に集約し，その分析・原因究明などを行い，被害の発生・拡大防止を図る，②消費者事故に関する情報を迅速に発信して消費者に注意喚起する，③他の法律で対応できない隙間事案について，事業者に対する勧告を行う，④消費者に身近な問題を取り扱う法令を幅広く所管して法執行を行う，などである。なお，消費者庁の所管法令の中には，食品ロスの削減の推進に関する法律，消費者基本法，消費者安全法，食品表示法，景品表示法，健康増進法，米トレーサビリティ法，JAS法，食品衛生法，食品安全基本法，製造物責任法などが含まれている。また，食に関する業務としては，消費者が安全で豊かな食生活を営むことができ，かつ，持続可能な社会の実現のために，消費者教育に取り組んでいる。具体的な取り組みとしては，①栄養成分表示を活用した消費者教育の推進，②食品の安全性に関する情報提供の推進，③食品ロス削減に向けた国民運動の推進などがある。

2）消費者委員会

消費者委員会は，「消費者庁及び消費者委員会設置法」に基づき，2009（平成21）年，（消費者庁内ではなく）内閣府に設置された独立した第三者機関である。内閣総理大臣が任命した10人以内の委員で構成され，消費者庁を含む関係府省庁による消費者行政に，問題がないか監視を行うのが主な任務である。

　消費者委員会には，強力な権限が与えられている。消費者安全法に基づき，内閣総理大臣に対し，消費者被害の発生または拡大の防止に関して，必要な勧告をすることができる。さらに，勧告をしたときは，内閣総理大臣に対し，その勧告に基づき講じた措置について報告を求めることができる。

（4）消費生活センターと国民生活センター
1）消費生活センター

　1965（昭和40）年に兵庫県が神戸生活センターを設置し，その後，1970年代に各都道府県に相談窓口が設置されたが，1990年代半ば以降，地方消費者行政は衰退傾向にあった。しかし，2009（平成21）年の消費者庁新設の際に，地方消費者行政の充実が重要項目として掲げられ，**消費者安全法**において，**消費生活センター**の設置が，地方公共団体の自治事務として位置づけられた。消費生活センターの主な業務は，消費者からの苦情相談への対応・あっせん・情報の提供，生活に役立つ消費者情報の提供，消費者の自主的活動への援助，消費者教育の推進などである。苦情相談の業務では，専門の消費生活相談員が事業者との交渉などによって問題の解決を目指している。消費者は，相談を希望する場合，消費者ホットライン「188」に電話をすれば，最寄の消費生活センターの窓口に転送されるようになっている。なお，全国の消費生活センターで受けた苦情相談の記録を収集して，消費者行政に役立てることを目的として構築されたのが，「**全国消費生活情報ネットワークシステム（PIO-NET）**」である。各地の消費生活センターで受けた消費者からの相談を共通のルールで登録しているため，数多くの情報が集まり，貴重なデータベースになっている。国民生活センターと消費生活センターとはPIO-NETでつながり，全国各地の相談情報

を共有化しており，この情報を消費者被害の未然防止・拡大防止に役立てている。

２）国民生活センター

大量生産・大量消費の時代に発生した消費者問題を背景として，1970（昭和45）年に，消費者問題に関する情報提供や苦情相談対応，商品テスト（1972（昭和47）年から実施），教育研修（1971（昭和46）年から実施）を行う特殊法人として**国民生活センター**が設立され，2003（平成15）年に**独立行政法人**に移行した。国民生活センターは，消費者基本法に基づき，国や全国の消費生活センター等と連携して，消費者問題における中核的機関としての役割を果たしている。

国民生活センターでは，消費生活センターが行う相談業務を支援するとともに，苦情相談解決のための商品テストの実施，全国の消費生活相談窓口の人材育成のための研修事業，消費生活に役立つ実用的な情報をさまざまなメディアを通じて提供する広報事業，難しい消費者紛争を解決するための裁判外紛争解決手続（ADR）などを行っている。

文　献

1）諸橋泰樹　マス・コミュニケーション—過去・現在・未来（岡野雅雄編　わかりやすいコミュニケーション学）pp.117〜148　三和書籍　2008
2）浅川雅美　視聴印象が媒介するテレビCMへの態度の形成：広告効果の実証分析　風間書房　2018
3）荒井一博・山内勇　食品偽装と市場の信頼　一橋経済学　3（1）　1-28　2008
4）高橋久仁子　食生活を惑わせるジェンダーとフードファディズム　日本家政学会誌　71（3）　200-205　2020
5）関谷直也　「風評被害」の社会心理—「風評被害」の実態とそのメカニズム—　災害情報　1　78-89　2003
6）関谷直也　東京電力福島第一原子力発電所事故における風評被害の課題　農村経済研究　32(1)　36-47　2014

主要参考文献

・NHKスペシャル「日本人」プロジェクト編　NHKスペシャル はるかな旅 第4巻—イネ，知られざる1万年の旅　日本放送出版協会　2001
・マーヴィン・ハリス（板橋作美訳）　食と文化の謎　岩波書店　1994
・石毛直道ほか　ケンブリッジ世界の食物史大百科事典　朝倉書店　2004
・佐原　真　食の考古学　東京大学出版会　1996
・桶泉岳二ほか　食べ物の考古学　学生社　2007
・橋口尚武　　食の民俗考古学　同成社　2006
・J.L.フランドランほか　食の歴史　藤原書店　2006
・廣野　卓　食の万葉集 古代の食生活を科学する　中公新書　中央公論社 1998
・佐々木高明　照葉樹林文化とは何か　—東アジアの森が生み出した文明— 中公新書　中央公論社　2007
・江原絢子・石川尚子　日本の食文化　アイ・ケイコーポレーション　2009
・岡田　哲　コムギの食文化を知る事典　東京堂出版　2001
・岡田　哲　食の文化を知る事典　東京堂出版　2001
・下田吉人　日本人の食生活史　光生館　1998
・熊倉功夫　日本料理の歴史　吉川弘文館　2007
・芳賀　登・石川寛子　全集 日本の食文化 第3巻　雄山閣出版　1998
・安達　巌　新装 日本型食生活の歴史　新泉社　2004
・平野雅章　日本料理探求全書 第12巻　日本の食文化　東京書房社　1982
・服部幸應　世界の四大料理基本事典　東京堂出版　2003
・岸　朝子監修　日本各地の味を楽しむ 食の地図　帝国書院　2008
・草川　俊　野菜・山菜博物事典　東京堂出版　1992
・神崎宣武　日本人は何を食べてきたか　大月書店　1995
・石井寛子　地域と食文化　放送大学教育振興会　1999
・市川健夫　日本の食風土記　白水社　1998
・下川耿史・家庭総合研究会　昭和・平成家庭史年表　河出書房新書　1997
・芝崎希美夫・田村　馨　よくわかる食品業界 改訂版　日本実業出版社 2008
・国友隆一　よくわかる外食産業　日本実業出版社　2008
・高橋麻美　よくわかる中食産業　日本実業出版社　2006
・時子山ひろみ・荏開津典生　フードシステムの経済学 第6版　医歯薬出版

2019
・小田勝己　外食産業の経営展開と食材調達　農林統計協会　2004
・藤島廣二・安部慎一・宮部和幸　現代の農産物流通　全国農業改良普及協会
　2006
・農林水産省編　食料・農業・農村白書　令和３年版　2021
・高橋正郎編著　食料経済－フードシステムからみた食料問題－第５版　理工
　学社　2016
・高橋正郎監修　フードシステム学全集　第4巻　食品産業における企業行動と
　フードシステム　農林統計協会　2004
・消費者庁のホームページ（食品表示）　http://www.caa.go.jp/foods/index.
　html
・東京都福祉保健局　食品衛生の窓　http://www.fukushihoken.metro.tokyo.
　jp/shokuhin/index.html
・東京都福祉保健局・東京都生活文化局　健康食品取扱マニュアル　第７版
　薬事日報社　2016
・日本フードスペシャリスト協会編　食品表示―食品表示法に基づく制度とそ
　の実際―　建帛社　2016
・独立行政法人家畜改良センターホームページ（牛の個体識別情報検索サービ
　ス）　http://www.id.nlbc.go.jp
・農林水産省ホームページ（コーデックス委員会）　http://www.maff.go.jp/j/
　syouan/kijun/codex/index.html
・高橋久仁子　フードファディズム―メディアに惑わされない食生活　中央法
　規出版　2007
・NHK放送文化研究所　国民生活時間調査2020　2021
・高橋久仁子　食生活を惑わせるジェンダーとフードファディズム　日本家政
　学会誌　71　(3)　200-205　2020
・関谷直也　「風評被害」の社会心理―「風評被害」の実態とそのメカニズム
　―　災害情報　1　78-89　2003

索　引

■欧　文

BSE	171, 179
CAC	171
CVS	91
DK	83
EANコード	178
FAMIC	131
FC	91
GAP	179
GMS	91
GTIN-8, 13	179
JANコード	178
JAS規格制度	129
JAS調査会	129
JAS法	125, 128
JASマーク	129, 131, 133
JIS	178
LNG	82
M&A	92
MD	93
PB商品	116
PIO-NET	188
PL法	184
POSシステム	116, 179
Reduce, Reuse, Recycle	102
SDGs	17, 20
SM	91

■あ行

アグリツーリズム	99
アフリカ地域の食	58
アレルギー食品表示	142
アレルゲン	142
イートイン	93
市	111

（中央列）

一次機能	4, 124
1割産業	107
一括名表記	151
一般JAS規格	133
一般用食品の表示	137
遺伝子組換え食品	144
糸引き納豆	41
稲作	98
イミテーションフーズ	43
飲食の分野	16
インターネット	174
ヴィーガン	51
牛海綿状脳症	172
牛トレーサビリティ法	128, 171, 179
内食	84
内食産業	92
営業給食	119
栄養機能	124
栄養機能食品	164
栄養強調表示	153
栄養教諭	90
栄養士	2, 7
栄養性	109
栄養成分表示	153
栄養素等表示基準値	163
栄養表示基準	160
駅ナカ	93
えん下困難者用食品	159
塩蔵	37
卸売市場	112

■か行

外食	85
外食産業	93, 104, 119

（右列）

懐石料理	66
開発危険の抗弁	184
買い物難民	117
格付	131
加工食品	92
寡占市場	107
貨幣経済	111
鎌倉時代	65
カロリーベース食料自給率	94
環境基本法	102
感染症	34
乾燥	36
缶詰	42
関与成分	161
管理栄養士	2, 7
危害要因	181
飢餓・飢饉	33
期限表示	140
技術士	2
技術職	3
北アメリカ地域の食	57
技能職	3
機能性表示食品	165
忌避	50
義務表示	138
給食主体部門	119
供給熱量食料自給率	94
供給量	111
共食	87
郷土料理	75
許可基準型病者用食品	158
禁忌	50
菌床	149
草醤	40

口噛み酒　　　　　　　42
クリーンエネルギー　　82
燻　製　　　　　　　　38
景品表示法　　　　　168
刑　法　　　　　　　176
計量法　　　　　　　169
欠　食　　　　　　　　87
ケの食事　　　　　　　86
堅果類農耕　　　　　　32
健康増進法　　128, 156
原産地表示　　139, 149
減反政策　　　　　　113
原料原産地表示　　　141
郊外型ファミリー
　　レストラン　　　　82
公害対策基本法　　　　82
コウジカビ　　　　　　98
公正競争規約　　　　169
高齢社会　　　　　　　90
コーデックス委員会　171
コールドチェーン勧告　82
穀　醤　　　　　　　　40
国民生活センター　　189
個食，子食，孤食　　　87
古墳時代　　　　　　　63
個別評価型病者用食品 158
小　麦　　　　　　　　80
米　　　　　　　80, 113
米トレーサビリティ法
　　　　　128, 170, 179
根菜農耕文化　　　　　29
コンビニエンスストア
　　　　　　　　91, 114
コンプライアンス　17, 176

■さ行
採取生活　　　　　　　62
菜食主義　　　　　　　51
酒　　　　　　　　　　41

匙　　　　　　　　　　48
サバンナ農耕文化　　　29
作　法　　　　　　　　46
3こしょく　　　　　　87
三次機能　　　　4, 124
塩納豆　　　　　　　　41
嗜好機能　　　　　　124
自主流通米制度　　　113
市　場　　　　　　　111
持続可能な開発目標 17, 20
疾病リスク低減表示　163
ジャム　　　　　　　　37
集　荷　　　　　　　112
集団給食　　　　　　119
周年化　　　　　　　　86
主　食　　　　　　　　80
酒税法　　　　　　　128
需要量　　　　　　　111
狩猟採集時代　　　　　28
旬　　　　　　　　　　86
循環型社会形成推進基本法
　　　　　　　　　　102
条件付き特定保健用食品
　　　　　　　　　　163
少子高齢化　　　　　　93
精進料理　　　　　　　66
消費期限　　　　　　140
消費者委員会　　　　188
消費者基本法　　185, 187
消費者団体訴訟制度　186
消費者庁　　　　126, 187
消費生活センター　　188
情報流　　　　　　　112
賞味期限　　　　　　140
縄文時代　　　　　31, 62
醤　油　　　　　　　　73
商　流　　　　　　　111
食
　　――に関する指導　90

　　――の安全・安心　17
　　――の外部化　83, 121
　　――の多様化　　　81
食　育　　　　　　16, 18
食育基本法　　　　18, 87
食育月間　　　　　　　19
食育推進会議　　　　　18
食育推進基本計画　　　19
食育の日　　　　　　　19
食産業　　　　　　　　23
食事バランスガイド 18, 88
食事様式　　　　　　　46
食生活指針　　　　18, 88
食品安全委員会　　　183
食品安全基本法　　　183
食品衛生監視員　　　　2
食品衛生法　　　125, 176
食品卸売業　　　　　111
食品開発の分野　　　　14
食品関連企業　　　　　13
食品偽装　　　　　　175
食品小売業　　　　　115
食品産業　　　　90, 104
食品循環資源の再生利用等
　　の促進に関する法律 102
食品製造業　　　104, 107
食品添加物　　　　　149
食品の安全・安心　　180
食品の低温流通　　　　82
食品の品質　　　　　124
食品表示基準　　127, 136
食品表示制度　　　　126
食品表示法　127, 135, 176
食品リサイクル法　25, 102
食品流通業　　　104, 115
食品ロス　　　　24, 100
植物油　　　　　　　　38
食　物　　　　　　　　28
食糧管理法　　　　　113

索　　引　193

食料自給率　　　　24, 94
食料需給表　　　　　　95
食料・農業・農村基本法
　　　　　　　　　　81
食料品アクセス問題　117
食料不足　　　　　　80
食糧法　　　　　　　114
人口爆発　　　　　　35
寝食分離　　　　　　83
腎臓病用組合せ食品　158
新大陸農耕文化　　　29
酢　　　　　　　　　42
推奨表示　　　　　　138
水田稲作農業　　　　63
水稲栽培　　　　　　33
スーパーマーケット
　　　　　　　　91, 114
酢漬け　　　　　　　38
スローフード　　　　99
製菓衛生師　　　　　2
生活習慣病　　　　　87
生産額ベース食料自給率
　　　　　　　　　　95
生産者　　　　　　　112
生鮮食品（生鮮品）
　　　　　　92, 112, 147
製造物責任法　　　　184
生体調節機能　　　　124
殺生禁断　　　　　　31
セルフサービス　　　114
全国消費生活情報ネット
　　ワークシステム　188
セントラルキッチン方式
　　　　　　　　　　119
専門調理師　　　　　2
専門フードスペシャリスト
　　　　　　　　　　12
総合スーパー　　　　91
雑　煮　　　　　　　75

ソース　　　　　　　73
即席麺　　　　　　　43

■た行
台　所　　　　　　　83
ダイニングキッチン　83
宅配サービス　　　　92
だ　し　　　　　　　74
立塩法　　　　　　　37
タブー　　　　　　　50
たまり醤油　　　　40, 73
チェックデジット　179
チーズ　　　　　　　40
地産地消　　　　24, 98
地中海農耕文化　　　29
茶　屋　　　　　　　85
中東地域の食　　　　56
中南米地域の食　　　57
長江農耕文化　　　　29
調味料　　　　　　　73
調理師　　　　　　2, 8
調理済み食品　　　　92
貯蔵性　　　　　　　109
漬　物　　　　　41, 75
テイクアウト　　　　85
デジタルメディア　174
手　食　　　　　　　47
テナント　　　　　　93
デパ地下　　　　　　93
電気冷蔵庫　　　　　43
伝統野菜　　　　　　71
糖　蔵　　　　　　　37
東南アジア地域の食　55
糖尿病用組合せ食品　158
登録試験業者　　　　131
登録認証機関　　　　131
特色JAS規格　　　　134
特定原材料　　　　　143
特定商品　　　　　　169

特定保健用食品　161, 162
特別用途食品　　　　156
取り箸　　　　　　　49
トレーサビリティ　179
とろみ調整用食品　159

■な行
内　食　　　　　　　84
内食産業　　　　　　92
ナイフ・フォーク・
　　スプーン食　　　49
中　食　　　　　　　85
中食産業　　　　92, 121
納　豆　　　　　41, 78
肉食禁忌　　　　　　31
肉食志向　　　　　　30
肉　醤　　　　　　　40
二次機能　　　　　4, 124
日本工業規格　　　　178
日本商品コード　　　178
日本農林規格調査会　129
日本農林規格等に関する
　　法律　　125, 128, 176
乳児用規格適用食品　147
乳児用調製乳　　　　159
乳製品　　　　　　　40
任意表示　　　　　　138
妊産婦，授乳婦用粉乳　159
認証事業者　　　　　131
ネットスーパー　　　92
農業基本法　　　　　81
農業生産工程管理　179
農耕文化　　　　　　29
農耕牧畜時代　　　　29
農林水産省　　　　　18
農林水産消費安全技術
　　センター　　　　131
農林物資の規格化等に
　　関する法律　　　125

■は行

バーチャルウォーター　99
ハザード　181
箸　食　48
バター　38
発　酵　39
発酵乳　40
ハレの食事　86
パ　ン　39
販売の分野　16
醤　40
美味性　109
氷　室　42
干　物　36
病者用食品　157
びん詰　42
ファストフード　82
フィルターバブル　175
フェイクミート　44
フードコート　93
フードシステム　104
フードスペシャリスト　3, 7
　　——の概念　4
　　——の業務　6
　　——の資格取得　11
　　——の責務　17
　　——の専門性　9
フードチェーンアプローチ
　　180
フードファディズム　176
フードマイレージ　24, 98
風評被害　177

付加価値　90, 109
不正競争防止法　128
物　流　111
不当景品類及び不当表示
　防止法　168, 176
腐　敗　39
プラスチック・エイジ　82
フランチャイズ　91
分　荷　112
平安時代　65
平準化　86
ベジタリアン　51
変形性　110
ベンダー　93
保　管　111
牧　畜　30
保健機能食品　160
本膳の形式　66

■ま行

マーガリン　39
マーチャンダイジング　93
まき塩法　37
マスメディア　174
味　噌　41, 73
道の駅　99
3つのR　102
室町時代　66
明治時代　68
飯　屋　85
メタボリックシンドローム
　87

メディア　174
モータリゼーション　82

■や行

野菜類　71
有機加工食品の生産方法
　の基準　134
有機JAS規格　133
有機畜産物（有機農産物）
　の生産方法の基準　134
油　脂　38
輸　送　111
用途名表記　150
ヨーロッパ地域の食　53

■ら・わ行

リスクアナリシス　181
リスク管理　181
リスクコミュニケーション
　182
リスク評価　181
流通革命　114
流通の機能　111
流通の分野　14
料飲主体部門　119
量目公差　169
冷凍食品　43
冷熱エネルギー　82
ロジスティクス　117
和　食　20
和風チェーン店　93

■**責任編集** （執筆順）

青柳康夫　女子栄養大学名誉教授・農学博士
——————————————————————（第1章）

林　俊郎　目白大学名誉教授・農学博士
——————————————————————（第2章1）

■**執筆者**（執筆順）

宮尾茂雄　東京家政大学大学院客員教授・農学博士
——————————————————————（第2章2）

磯田厚子　女子栄養大学栄養学部名誉教授
——————————————————————（第3章）

細見和子　神戸女子短期大学准教授・博士（食物栄養学）
——————————————————————（第4章）

沢野　勉　新渡戸文化短期大学名誉教授
　　　　　NPO法人湘南栄養指導センター理事長————（第5章1，4，5）

品川弘子　元東京聖栄大学健康栄養学部教授・学術博士
——————————————————————（第5章2，3）

大石敦志　日本大学生物資源科学部教授・博士（農学）
——————————————————————（第6章1〜4）

木島　実　元日本大学生物資源科学部教授・博士（農学）
——————————————————————（第6章5，6）

春日敦子　女子栄養大学短期大学部名誉教授・博士（栄養学）
——————————————————（第7章1，2，3(1)〜(3)）

藤原しのぶ　女子栄養大学短期大学部准教授・博士（栄養学）
——————————————————（第7章3(4)〜(5)，4〜6）

浅川雅美　文教大学健康栄養学部教授・博士（社会学）
——————————————————————（第8章）

■編　者

公益社団法人 日本フードスペシャリスト協会

〔事務局〕

〒170-0004　東京都豊島区北大塚2丁目20番4号
　　　　　　橋義ビル4階403号室
　　TEL　03-3940-3388
　　FAX　03-3940-3389

四訂 フードスペシャリスト論［第7版］

1998年	（平成10年）	11月30日	初版発行〜第7刷
2002年	（平成14年）	3月30日	改訂版発行〜第8刷
2007年	（平成19年）	3月20日	三訂版発行〜第9刷
2013年	（平成25年）	3月25日	四訂版発行〜第10刷
2021年	（令和3年）	12月20日	四訂第7版発行
2024年	（令和6年）	1月30日	四訂第7版第3刷発行

編　者　（公社）日本フード
　　　　　スペシャリスト協会

発行者　筑　紫　和　男

発行所　株式会社 建帛社
　　　　　　　　 KENPAKUSHA

112-0011　東京都文京区千石4丁目2番15号
　　　　　TEL (03) 3944-2611
　　　　　FAX (03) 3946-4377
　　　　　https://www.kenpakusha.co.jp/

ISBN 978-4-7679-0714-7　C3077　　　　　　亜細亜印刷／愛千製本所
©日本フードスペシャリスト協会，青柳 ほか，1998，2002，2007，2013，2021.
（定価はカバーに表示してあります）　　　　　　　　Printed in Japan

フードスペシャリスト養成課程教科書・関連図書

四訂 フードスペシャリスト論 [第7版]
A5判／208頁
定価2,310円(税10%込)

目次 フードスペシャリストとは　人類と食物　世界の食　日本の食　現代日本の食生活　食品産業の役割　食品の品質規格と表示　食情報と消費者保護

四訂 食品の官能評価・鑑別演習
A5判／280頁
定価2,640円(税10%込)

目次 食品の品質とは　官能評価　化学的評価法(食品成分と品質／評価)　物理的評価法(食品の状態／レオロジーとテクスチャー　他)　個別食品の鑑別

食物学 Ⅰ ―食品の成分と機能― [第2版]
A5判／248頁
定価2,530円(税10%込)

目次 食品の分類と食品成分表　食品成分の構造と機能の基礎　食品酵素の分類と性質　色・香り・味の分類と性質　食品成分の変化　食品機能

食物学 Ⅱ ―食品材料と加工, 貯蔵・流通技術― [第2版]
A5判／240頁
定価2,420円(税10%込)

目次 食品加工の原理　各論(穀類・イモ・デンプン／豆・種実／野菜・果実・キノコ／水産／肉・卵・乳／油脂／調味料／調理加工食品・菓子・し好飲料)　貯蔵・流通

三訂 食品の安全性 [第3版]
A5判／216頁
定価2,310円(税10%込)

目次 腐敗・変敗とその防止　食中毒　安全性の確保　家庭における食品の安全保持　環境汚染と食品　器具および容器包装　水の衛生　食品の安全流通と表示

調理学 [第2版]
A5判／184頁
定価2,200円(税10%込)

目次 おいしさの設計　調理操作　食品素材の調理特性　調理と食品開発

三訂 栄養と健康 [第2版]
A5判／200頁
定価2,310円(税10%込)

目次 からだの仕組み　食事と栄養　食事と健康　健康づくりのための政策・指針　健康とダイエット　ライフステージと栄養　生活習慣病と栄養　免疫と栄養

四訂 食品の消費と流通
A5判／168頁
定価2,200円(税10%込)

目次 食市場の変化　食品の流通　外食・中食産業のマーチャンダイジング　主要食品の流通　フードマーケティング　食料消費の課題

三訂 フードコーディネート論
A5判／184頁
定価2,200円(税10%込)

目次 食事の文化　食卓のサービスとマナー　メニュープランニング　食空間のコーディネート　フードサービスマネジメント　食企画の実践コーディネート

フードスペシャリスト資格認定試験過去問題集 年度版

A4判／100頁(別冊解答・解説16頁付)　定価1,430円(税10%込)　最新問題を収載し、毎年2月刊行